5秒ひざ裏のばしですべて解決

かわむらクリニック
川村明

壁ドン！
壁ピタ！
ストレッチ

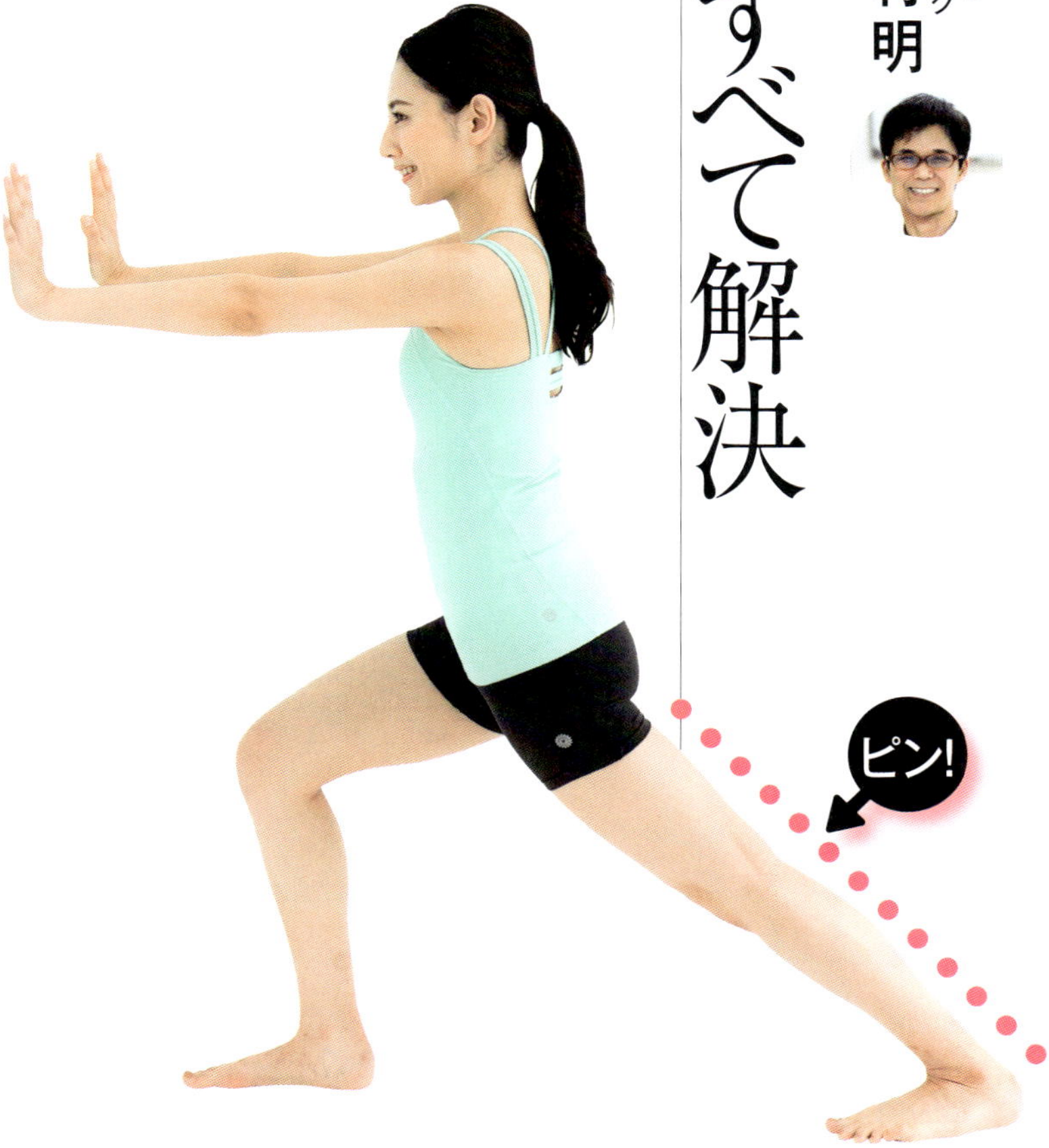

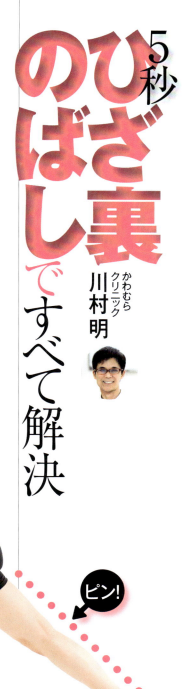

壁ドンストレッチ

足を前後に開いて
両手で5秒間、まっすぐに壁を押す。
ひざ裏がぐ――――っと
のびてきます。

壁ドン

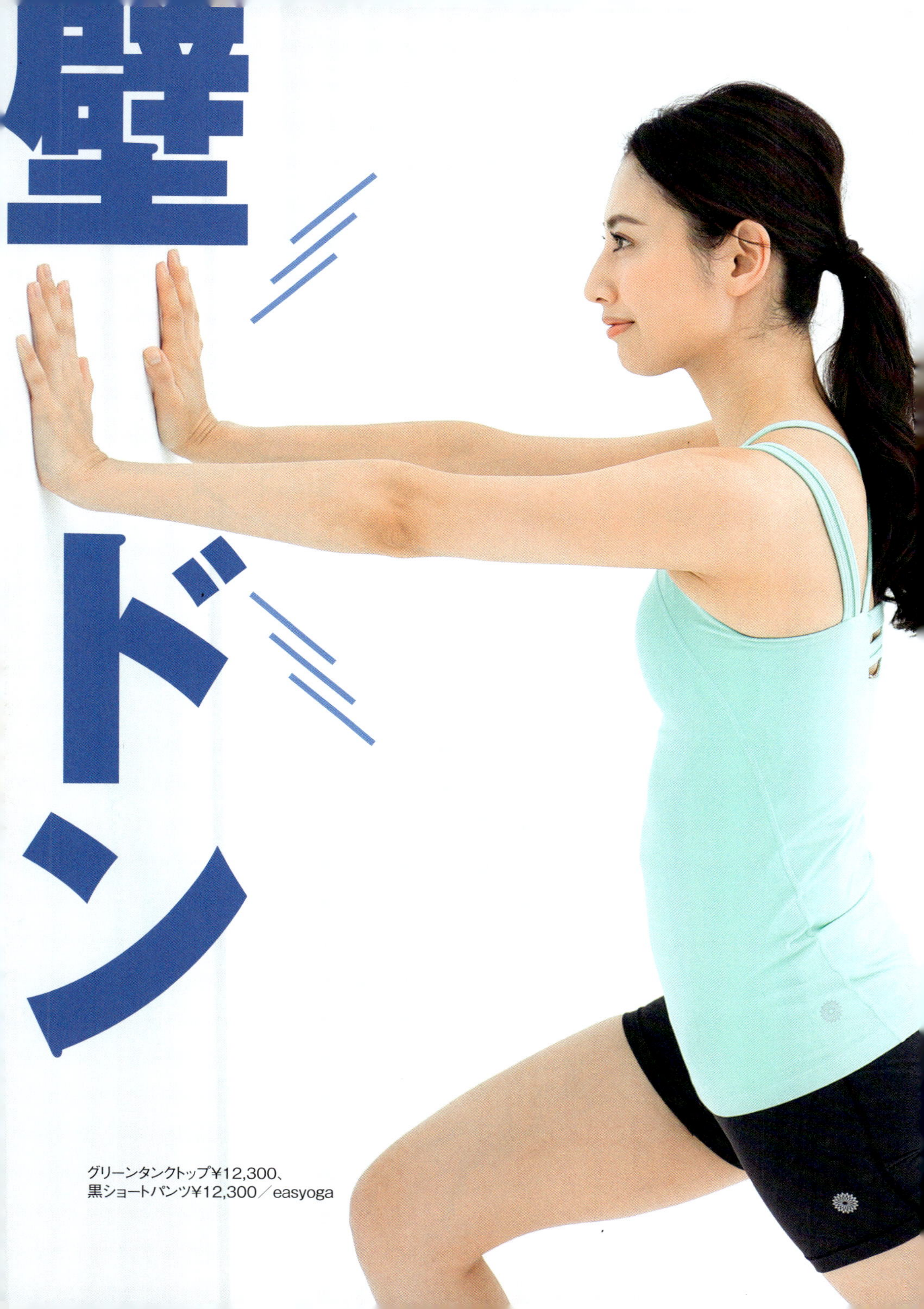

グリーンタンクトップ¥12,300、
黒ショートパンツ¥12,300／easyoga

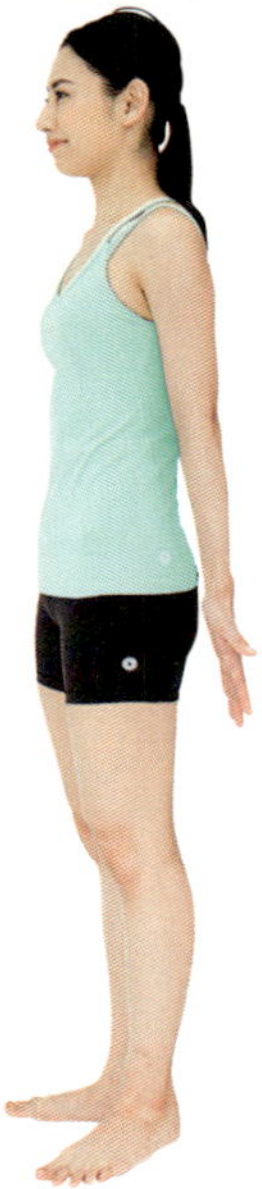

壁ピタドローイン

かかと－腰－背中－後頭部が
壁にピタリとくっつきますか?
5秒間このポーズで立ちましょう。

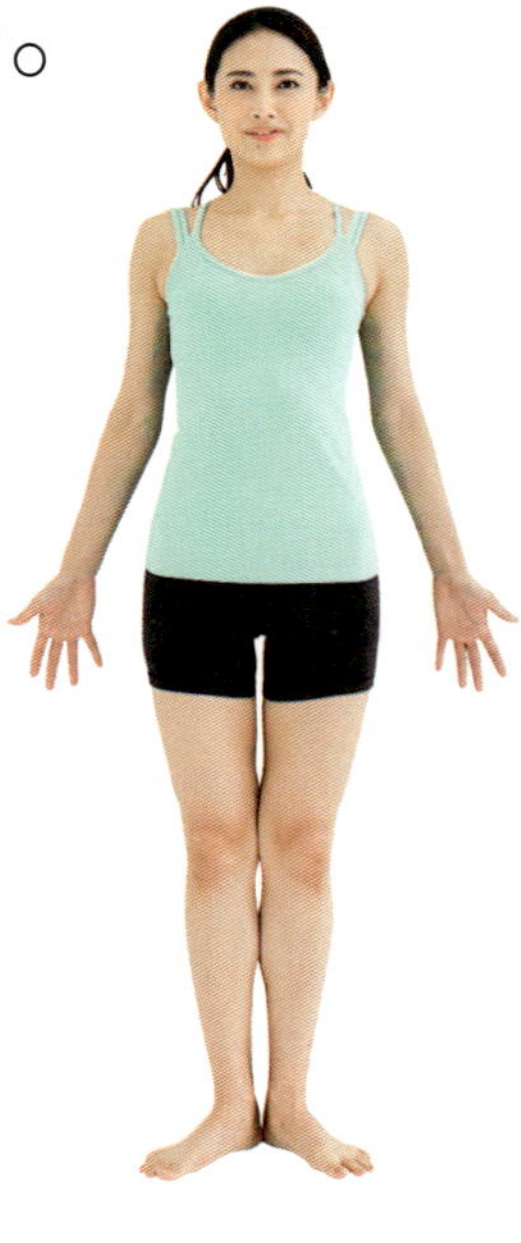

壁ピタ

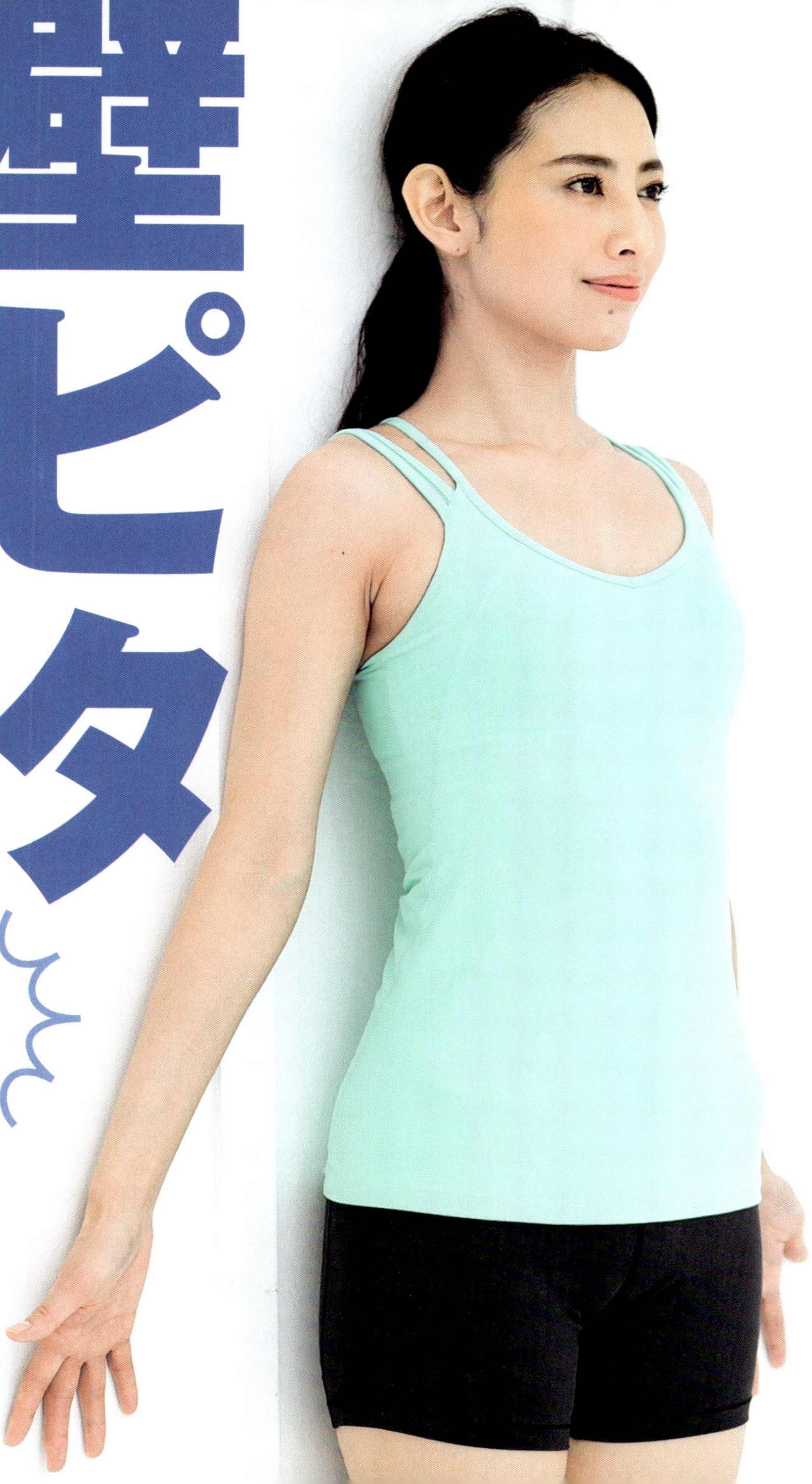

体操

2《ツー》

3《スリー》

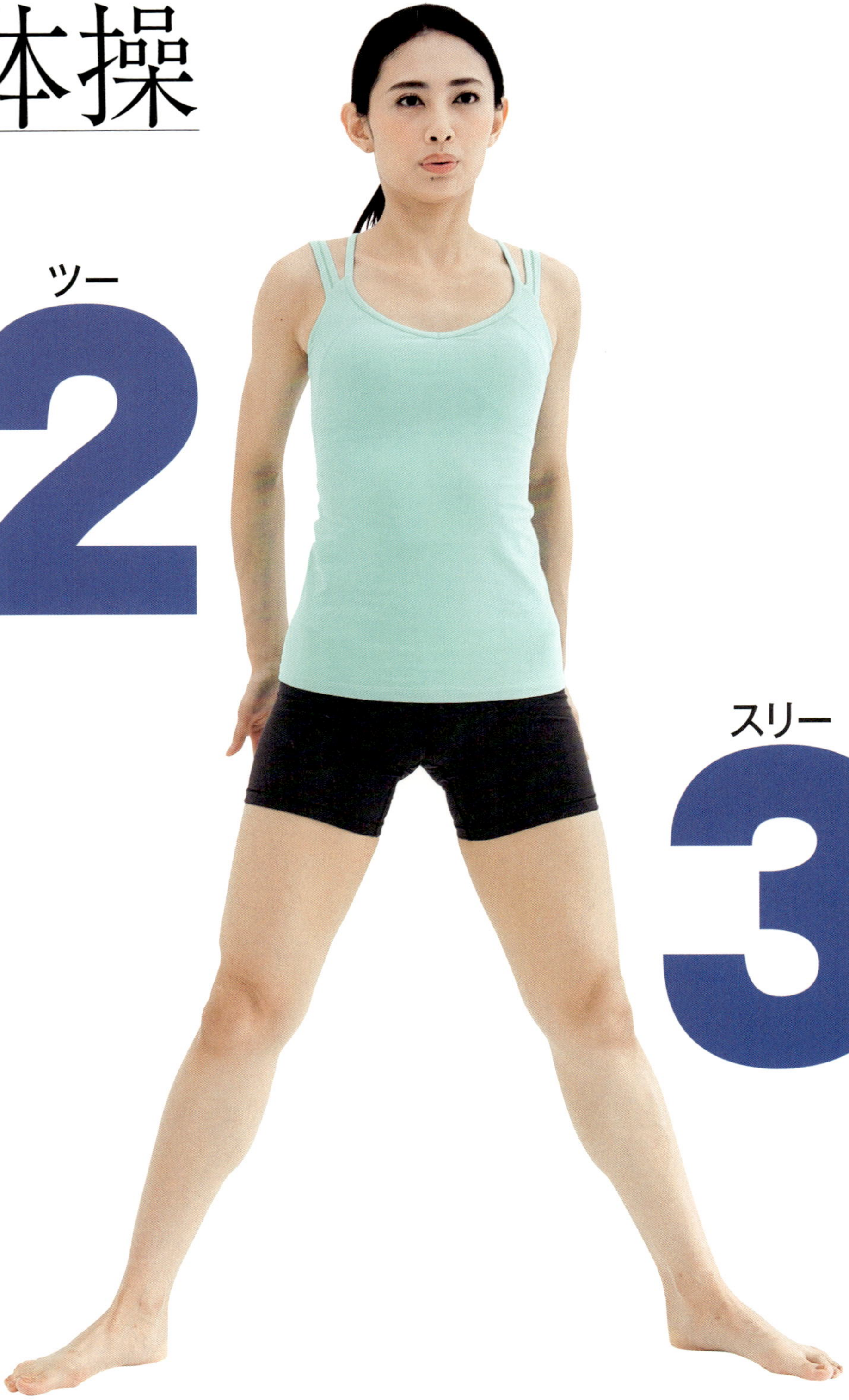

ワン・ツー・スリー

腰を落としてひざを3回、
ひざをのばしておしりを3回、
リズミカルにたたきましょう。

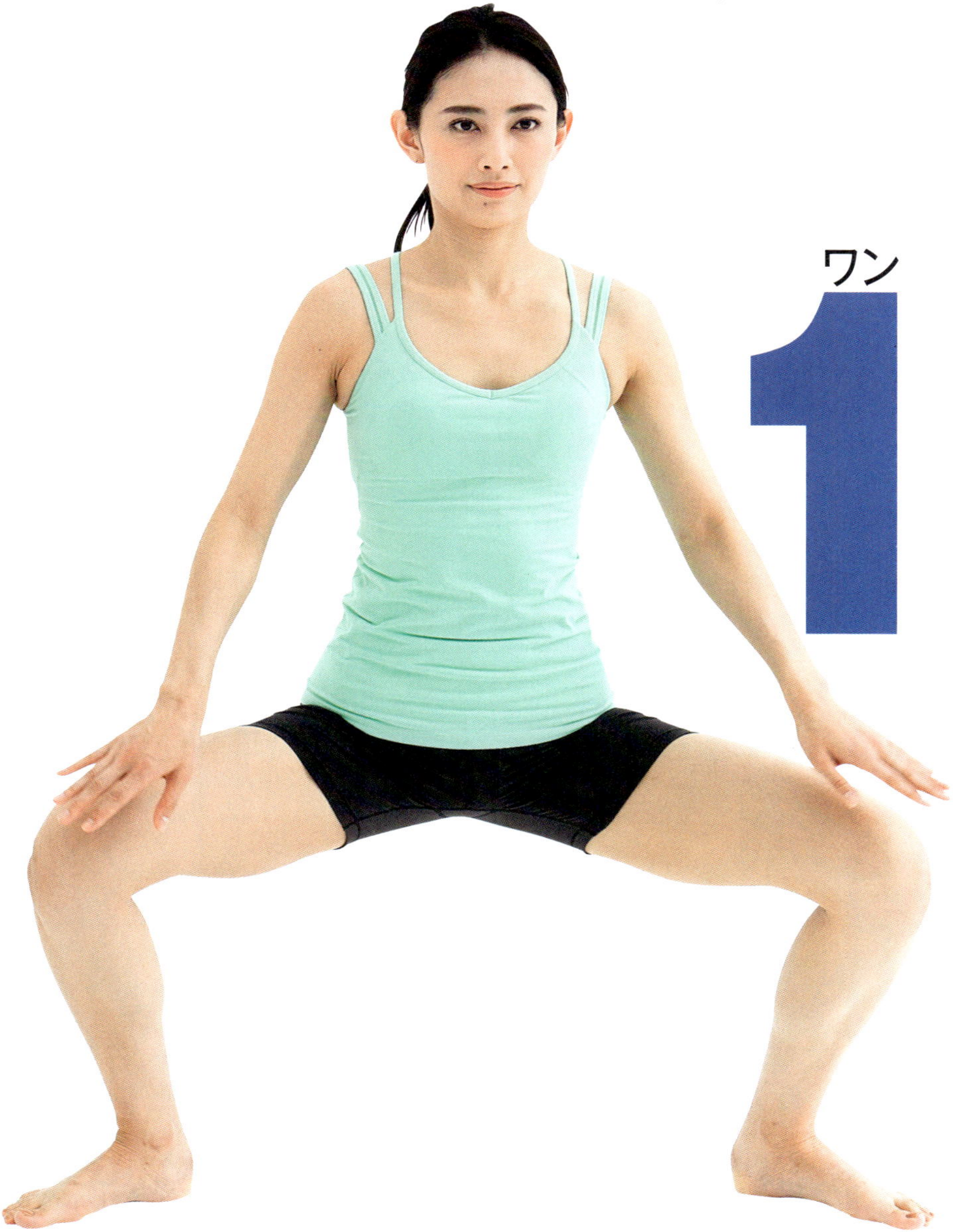

ワン
1

10歳若返ったと
言われました

体がどんどん
やわらかくなります

3キロやせて
引き締まった体形に
なりました

高血圧だったのに
正常に戻った！

肩こりと腰痛が
うそみたいに改善

歩くスピードが
速くなりました

で起きる！

たった
3つの
ポーズ
奇跡が

のばしは
アンチエイジング

ひざの裏側、のびていますか?

高齢になると腰が曲がったり背中が丸くなったりしますが、

その出発点はひざの裏側です。

ひざ裏がかたくなると足がまっすぐのびなくなって

腰も背中も曲がってしまいます。

このゆがんだ姿勢は、

体に力を入れなくても立てるのでラクなのです。

ラクしたぶんだけ体幹の筋肉がゆるんでいき

姿勢は悪くなる一方です。

猫背になると自然に呼吸が浅くなっていきます。

血流が悪くなるので、内臓や自律神経の働きも低下し、

便秘、高血圧、メタボ、筋力低下、腰痛、

さらには自律神経失調症やうつ病、

そして認知症の原因にもなるのです。

これは高齢者だけの問題ではありません。

デスクワークが多い仕事の人、運動不足の人、

ひざ裏
究極の

ぽっちゃりぎみの人にも
ひざ裏がかたい人が多いものです。

ひざ裏をのばしましょう。1日5秒でもかまいません。
ここに紹介した3つのポーズは、すべて行っても
3分程度で終わってしまうものです。
ひざ裏をのばしましょう。
1日5秒で、あなたの人生が変わります。

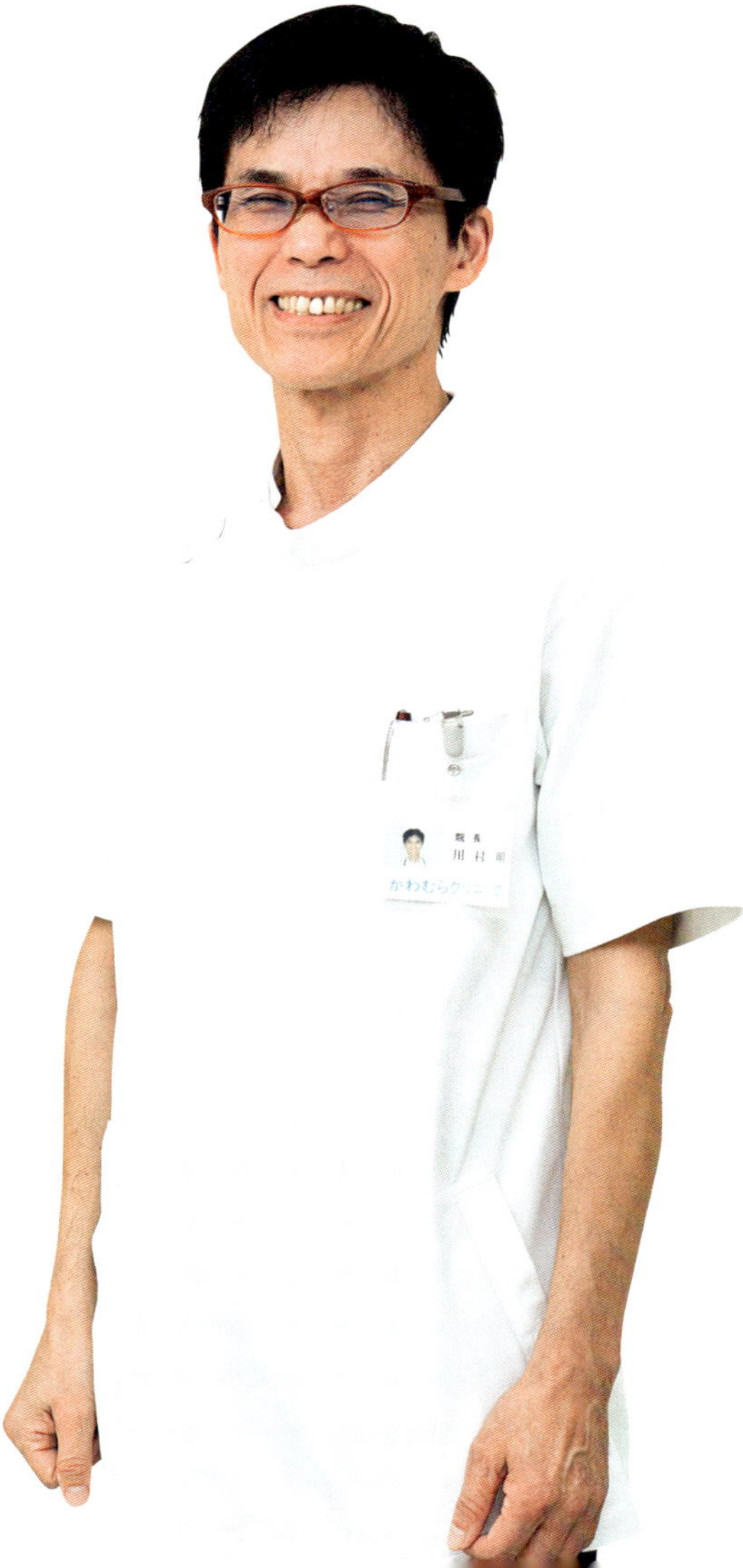

かわむらクリニック院長
医師
川村 明

もくじ

PART 2 奇跡を起こす！ ひざ裏のばし3ポーズ……35

PART3 体のかたさ別 プラスαストレッチ……67

●装丁デザイン
近江真佐彦、山之内 舞
（近江デザイン事務所）
●撮影
松木 潤（主婦の友社）
●モデル
島村まみ
●スタイリング
竹内マキ
●ヘアメイク
柳沼真菜美（P-cott）
●構成
神 素子
●編集担当
近藤祥子（主婦の友社）

●協力
easyoga（イージーヨガ ジャパン）
☎03-3461-6355
http://www.easyogashop.jp

この本をお読みになってストレッチをされるかたへ

1

ひざに水がたまっていたり、
はれていたり、
痛みが強いときには
控えてください。

2

行いながら痛みが
生じた場合には
中止してください。

3

目を閉じて行うと
一瞬のうちに体の筋肉を
使いフラフラしやすいので、
目を開けて行ってください。

4

妊婦さんは
腹圧のかかる運動は
控えてください。

私とともに
医学部をめざしながら、
16歳で逝った
同級生の北添眞樹男くんに捧ぐ

PART 1

ひざ裏のばしの奇跡を目撃

山口県宇部市の
かわむらクリニックで
「奇跡」の姿を取材してきました

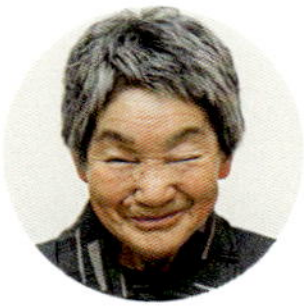

末永八重子さん

両手で全身を持ち上げる84歳!

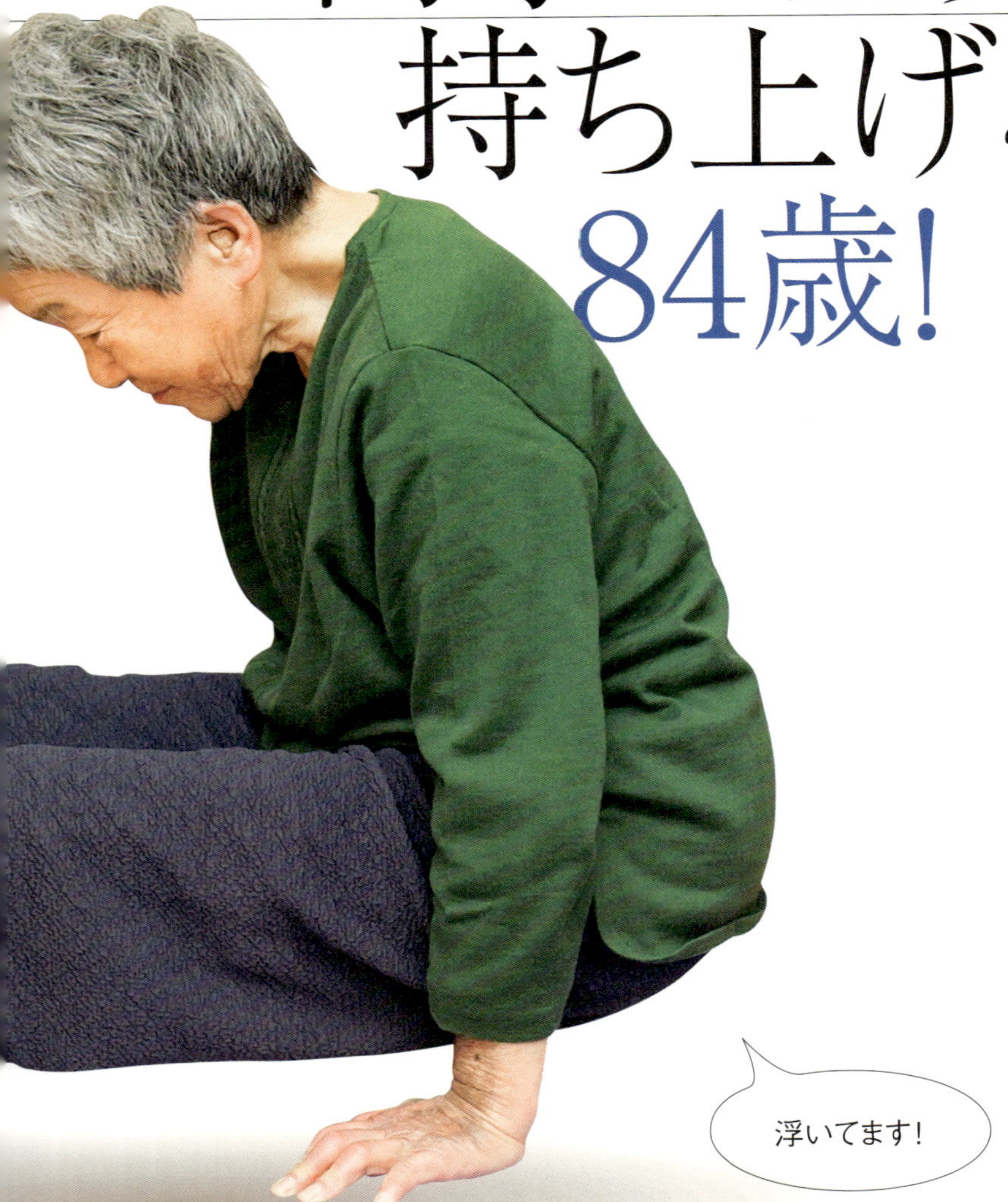

4年前までは寝たきり予備群!?

両足をのばし、床に両手をついたとたん、ふっと浮き上がる末永八重子さんの体。たいして力を入れているようにも見えないのに、手の力だけで全身が持ち上がるのだから驚異的です。

八重子さんはいま84歳。70代後半には背中が曲がり、首も横を向いていて、転んでばかり。「寝たきり予備群」とまで言われていたのです。ところが、80歳でアンチエイジングヨガを始めたところ、みるみるうちに背中がまっすぐに。気がつけば、体幹の筋力も高まって、写真のようなポーズまで！

川村医師のヨガ教室では、いまのところ八重子さんにしかできません。まさにスーパーおばあちゃんなのです。

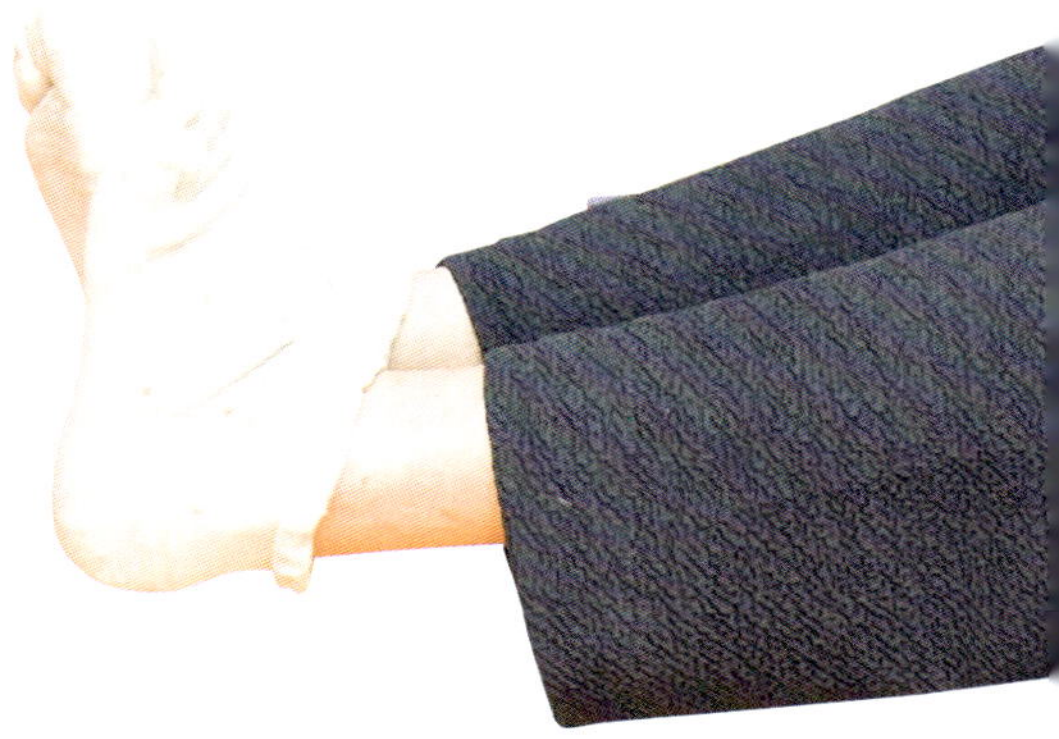

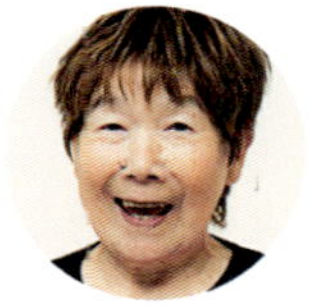

原田美代子さん

らくらくブリッジ完成

83歳!

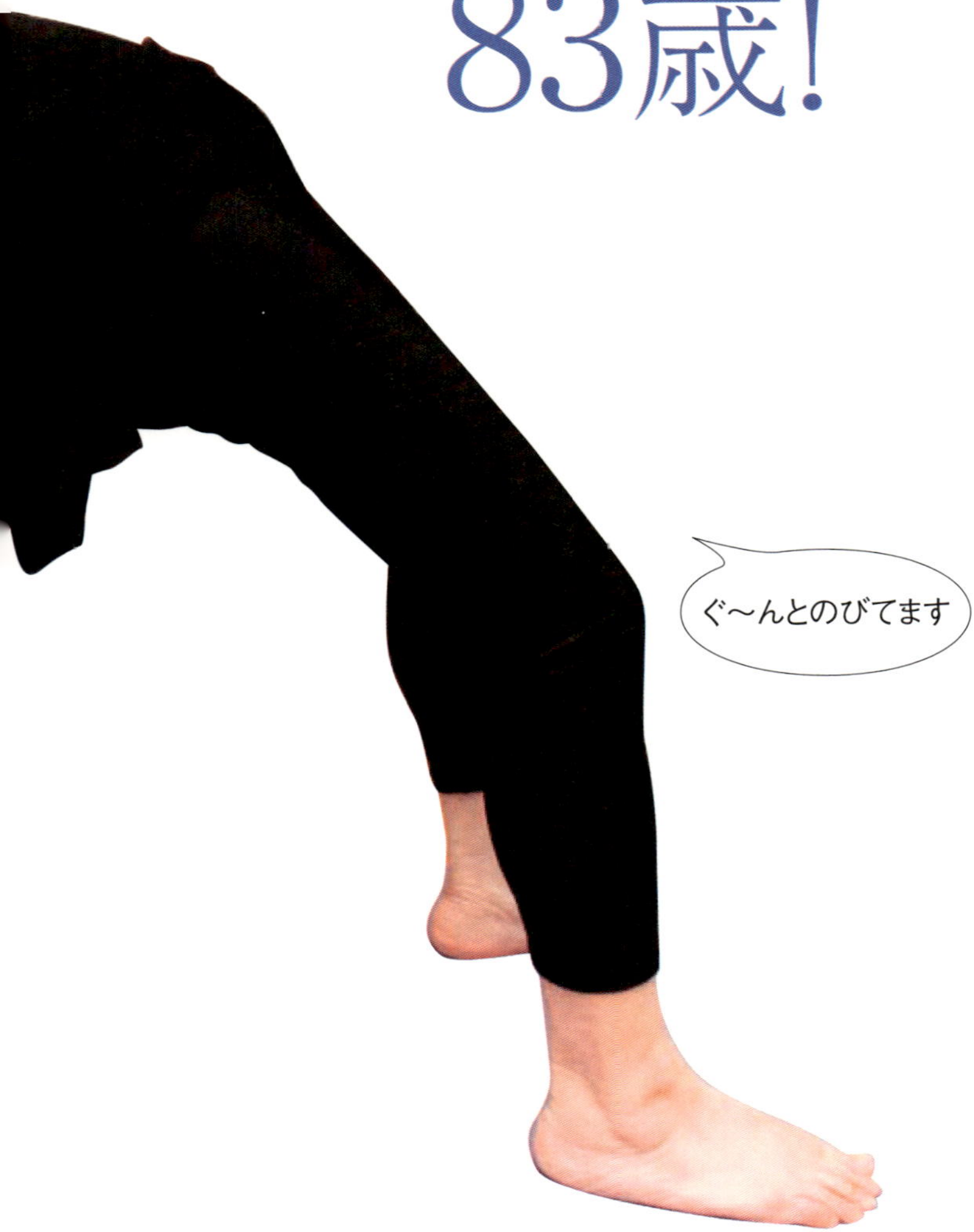

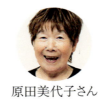

ブリッジができたらお薬も減った

「まるで錦帯橋！」

山口県の観光名所・錦帯橋のような見事なブリッジ(橋)のポーズを見せてくれたのは原田美代子さん。アンチエイジングヨガを始めた4年前は、股関節に痛みがあって床に座ることもむずかしかったと言います。血圧もコレステロール値も高く、筋力も弱くて「できないことだらけでした」と言う美代子さんに、川村医師は「こうすればできるようになる」と一つ一つアドバイス。しだいにひざ裏や股関節、肩甲骨がやわらかくなって、見事なブリッジが完成しました。飲む薬も減って健康そのものです。

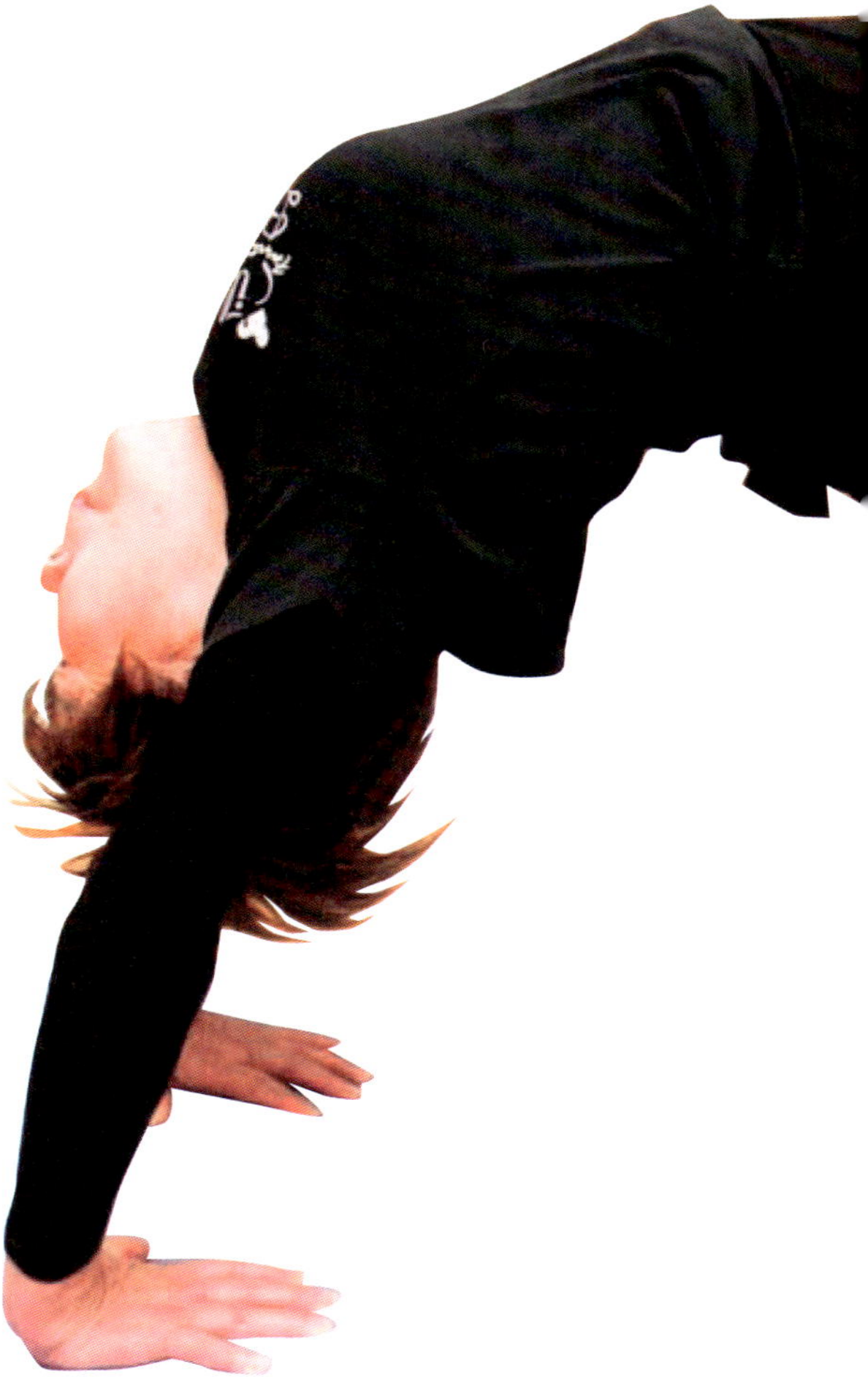

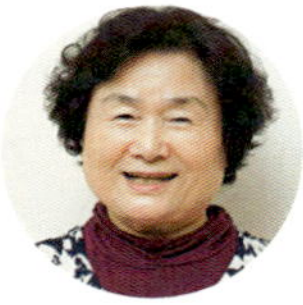

三藤智子さん

べたーっと
開脚できる75歳！

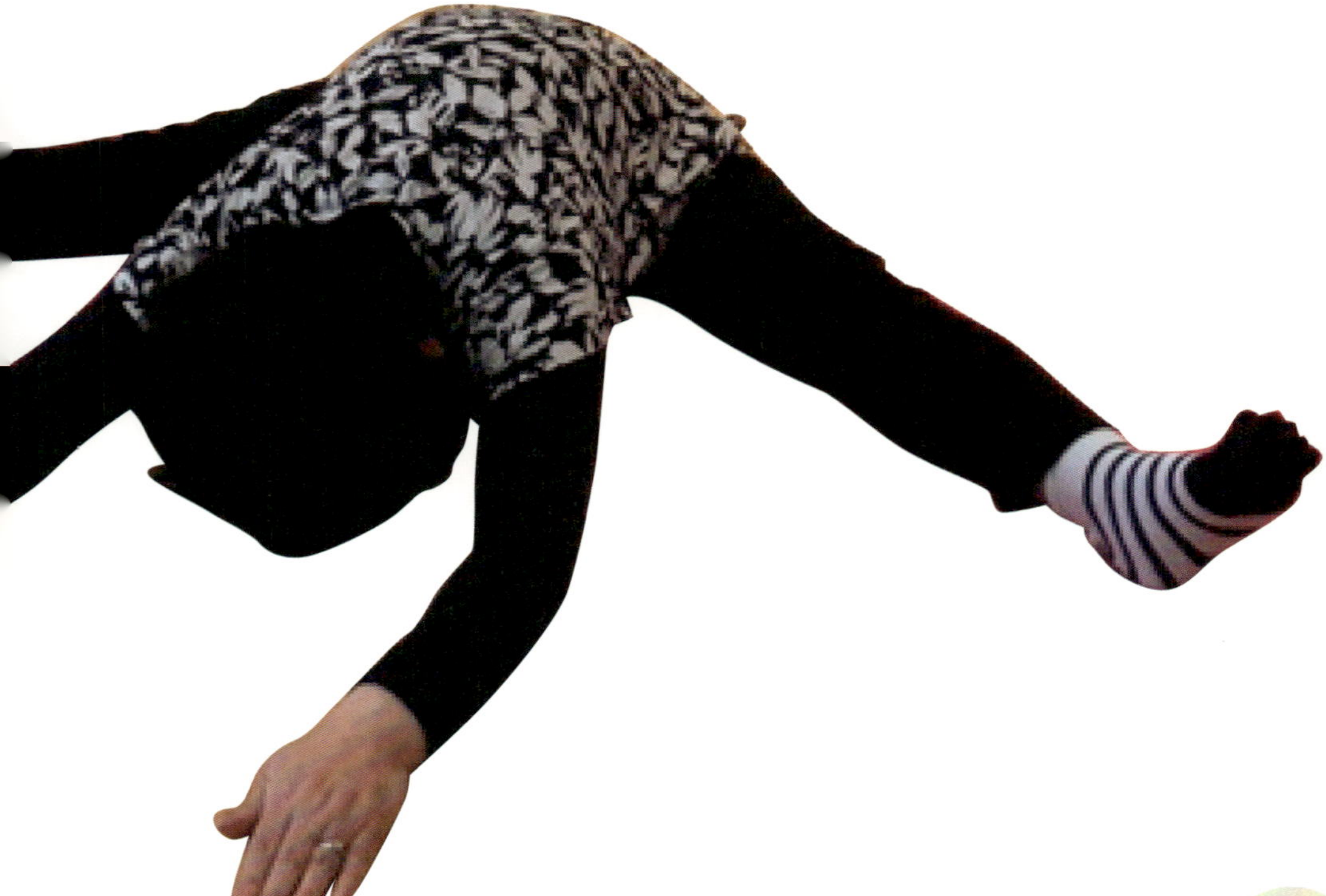

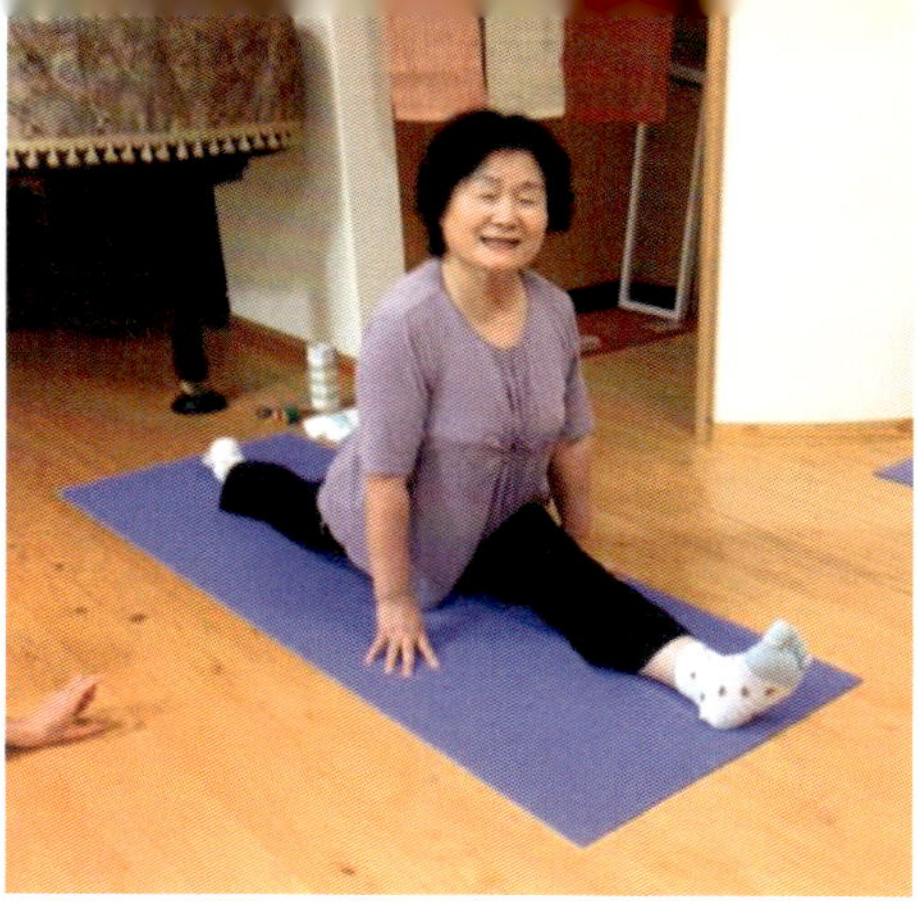

体がやわらかくなって冷え性も改善

上半身が床に吸いつくようなやわらかさにびっくり。最近は前後開脚もできるようになったという三藤智子さん。これも毎日つづけている壁ドン、壁ピタ、ワン・ツー・スリー体操の成果です。

「ずっと背中が痛かったんですが、気がつくと痛みが消えていました。基準値を大きく超えていた悪玉コレステロール値も基準内におさまっています」

長年悩まされていた冷え性も改善して手足もポカポカ。なによりうれしいのは、体が締まって肌つやがよくなり、年齢より若く見られることなのだとか。いやいや、確かにお若いです。

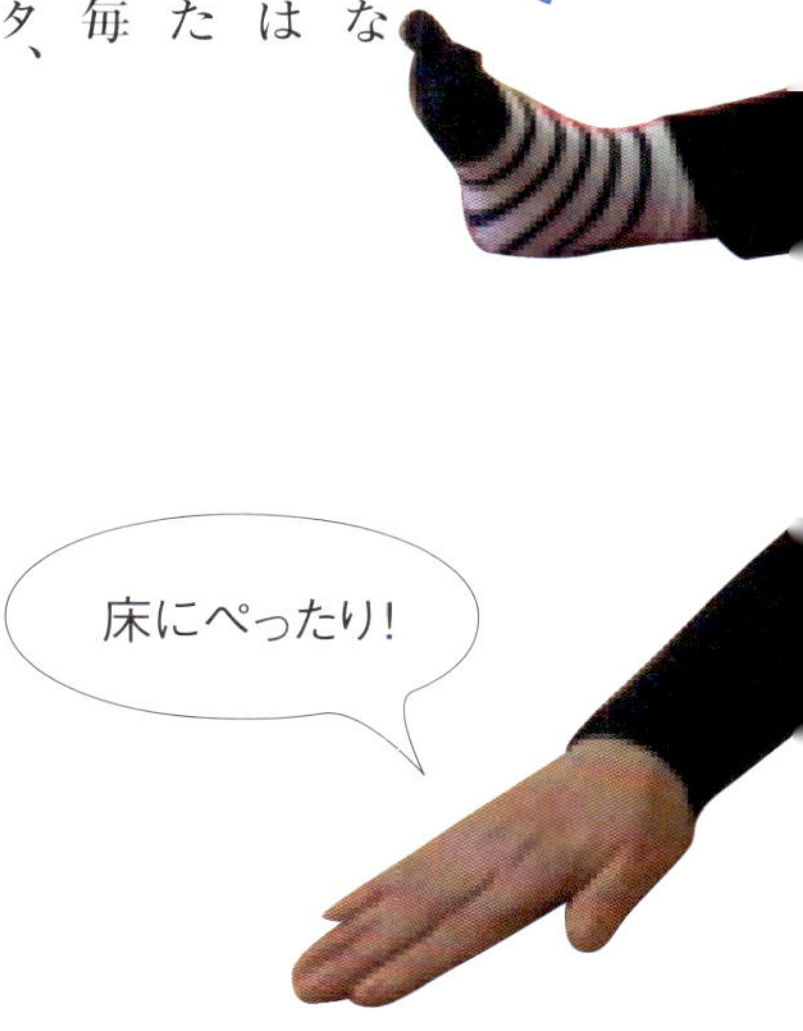

スーパーおばあちゃん降臨！奇跡のアンチエイジングヨガ

70代や80代のおばあちゃんたちが、どうしてこんなに若々しいの？その秘密を探りに、編集部は山口県宇部市へ。そこで見たものは……。

ヨガを始めましょう！元気になるために

「先生は神様じゃけん」

恥ずかしそうにそう話す末永八重子さん（84歳）。18ページで魔法のようなポーズを見せてくれたスーパーおばあちゃんですが、なんと「ヨガをやってなかったら、私はもう、この世にはおらんかったかもしれません」と言うから驚きです。

70代後半に頸椎ヘルニアを患った八重子さん。整形外科では「悪化すると歩けなくなるから、あまり動かないで」と言われたため、体を極力動かさなかったそう。そのせいで全身の筋肉がこり固まり、背中も腰も曲がって、首は回すことさえできなくなりました。「洗濯物も干せんでした」と八重子さん。

かかりつけ医の川村医師は、日に日に悪くなる八重子さんを見てこう言ったのです。

「ヨガを始めましょう。このままでは寝たきりになります」

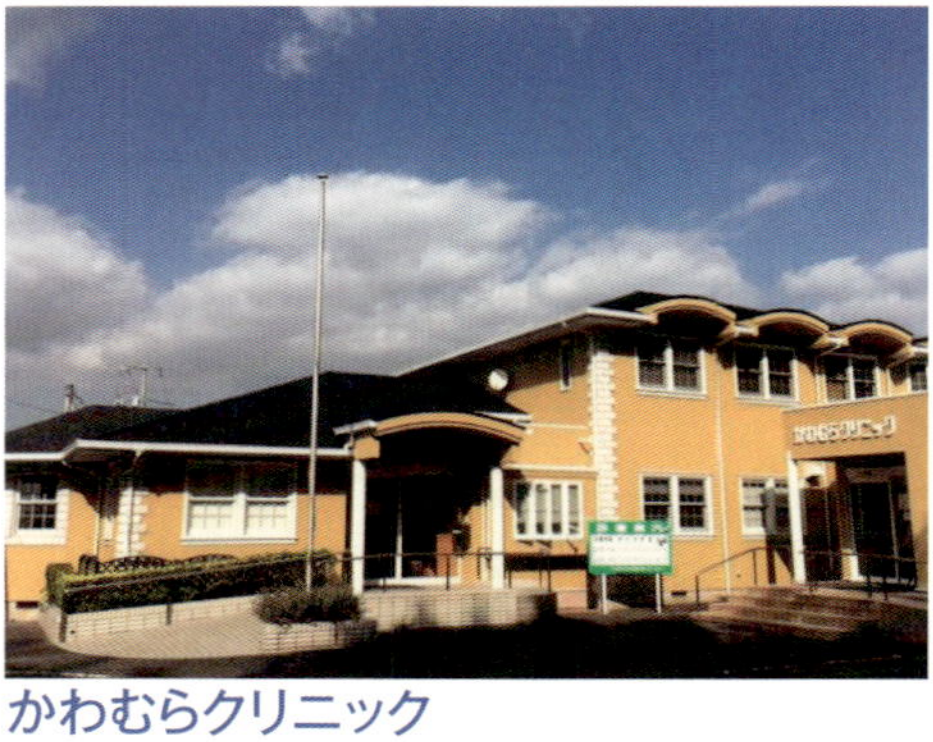

かわむらクリニック
山口県宇部市で1991年に開業。
地域密着の医院として25年以上にわたって診療をつづけるかたわら、2013年より「アンチエイジングAKヨガ教室」を開始。
運動による健康維持や体質改善をめざす。

曲がっていた腰が……え？ こんなにのびて大丈夫ですか？

以前は腰の曲がった
おばあちゃんだった八重子さん。
＼ところが！／

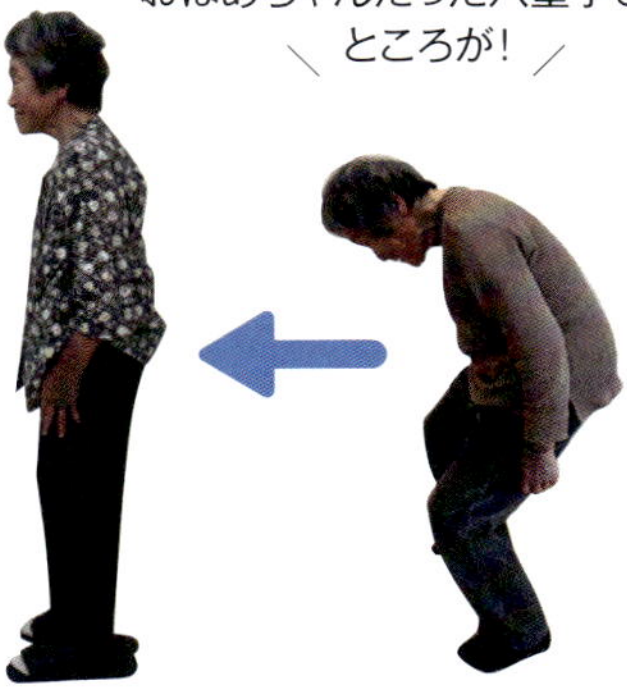

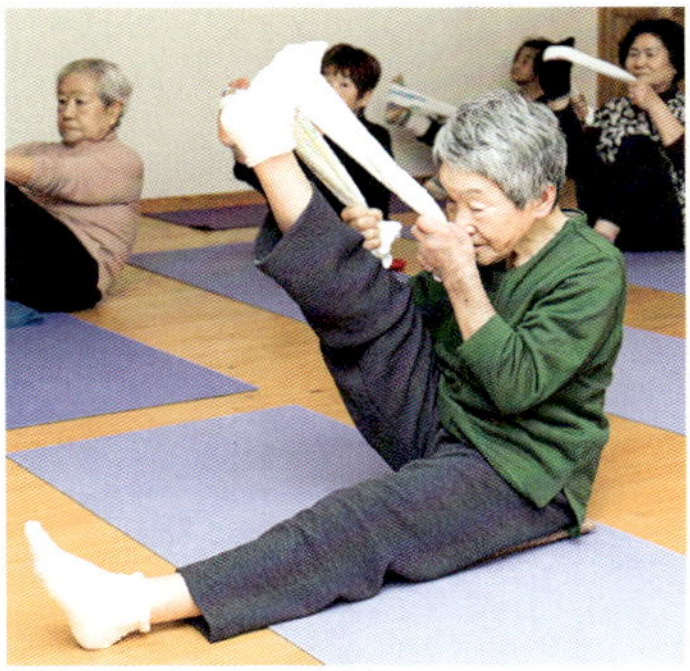

足がここまで上がる！

自転車が転んでも私は立っていた

当時、川村医師は趣味のヨガを治療に生かせないかと考えていました。自身の体調が驚くほど改善したからです。

「どうせだったら、高齢者でも安心してできるヨガを」と考案したのが「かわむら式アンチエイジングAKヨガ」でした。

八重子さんはヨガという言葉さえ初耳。それでも「長いおつきあいの先生がすすめるなら」と、スタートしたての教室に通い始めました。最初は「右手を動かして」と言われても左手が動いてしまうほど、体を動かし慣れていなかった八重子さん。「先生にやれと言われたことは、毎日毎日ちゃんとやりました」。それが「壁ドン、壁ピタ、1・2・3」。お風呂上がりに毎日つづけると、4カ月で背筋がのび、自転車にも乗れるように。

「この前、自転車でコケたんですが、自転車は転んでも、私は立っちょったとです。不思議なこともあるもんです（笑）」

いまではクラスの中でトップ級のやわらかさを誇る八重子さん。奇跡の復活物語は、みんなのあこがれなのです。

体がこんなにやわらかい！

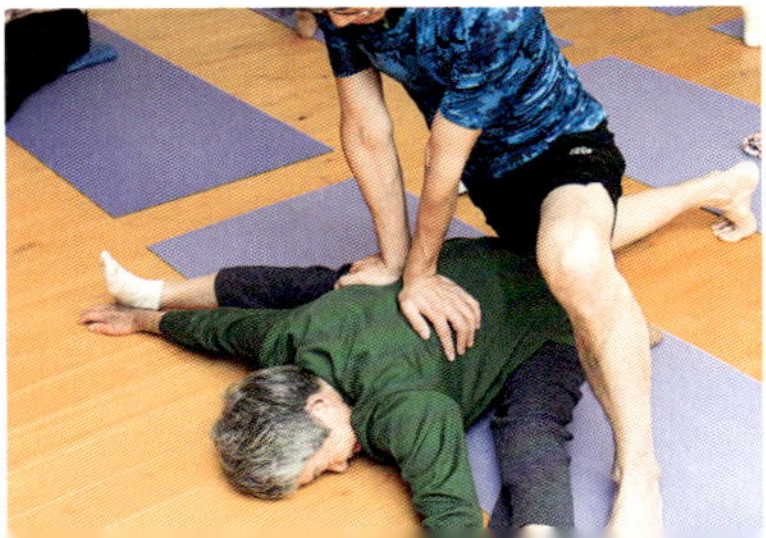

お医者さまの運動指導だから安心

スーパーおばあちゃんは一人だけではありませんでした。

「歩く姿は40代と言われます」と笑う山本シズエさん(87歳)は一昨年、四国八十八カ所霊場を1年がかりで踏破。さらに西国霊場三十三カ所、中国三十三観音霊場、そして急こう配の石段がつづく広島県宮島の弥山（535メートル）を麓から登りきったのです。しかし4年前までは、ひざと股関節の痛みでバス停1つ分も歩くことができないほどでした。

「最初の一歩が出なくて、歩くときもヨタヨタしていました」

当時シズエさんは老老介護の末にご主人を失ったばかり。自身も乳がんを患ったこともあって「何をやってもしょうがない」と、捨てばちな気持ちにもなっていたそうです。

そんなとき川村医師から「ヨガをやってみない？」と声をかけられました。「最初は、耳の後ろから足を出すような奇天烈なポーズをするのかと心配になりました。でもさすがはお医者さまで、症状に合わせて『このポーズはここに効いている』と説明してくださる。ただのヨガ教室とは違って安心なんです」

認知機能をはかるテスト(HDS-R)の点数もほぼ満点。元教師のシズエさんは「点数が上がるのはうれしい」と笑います。

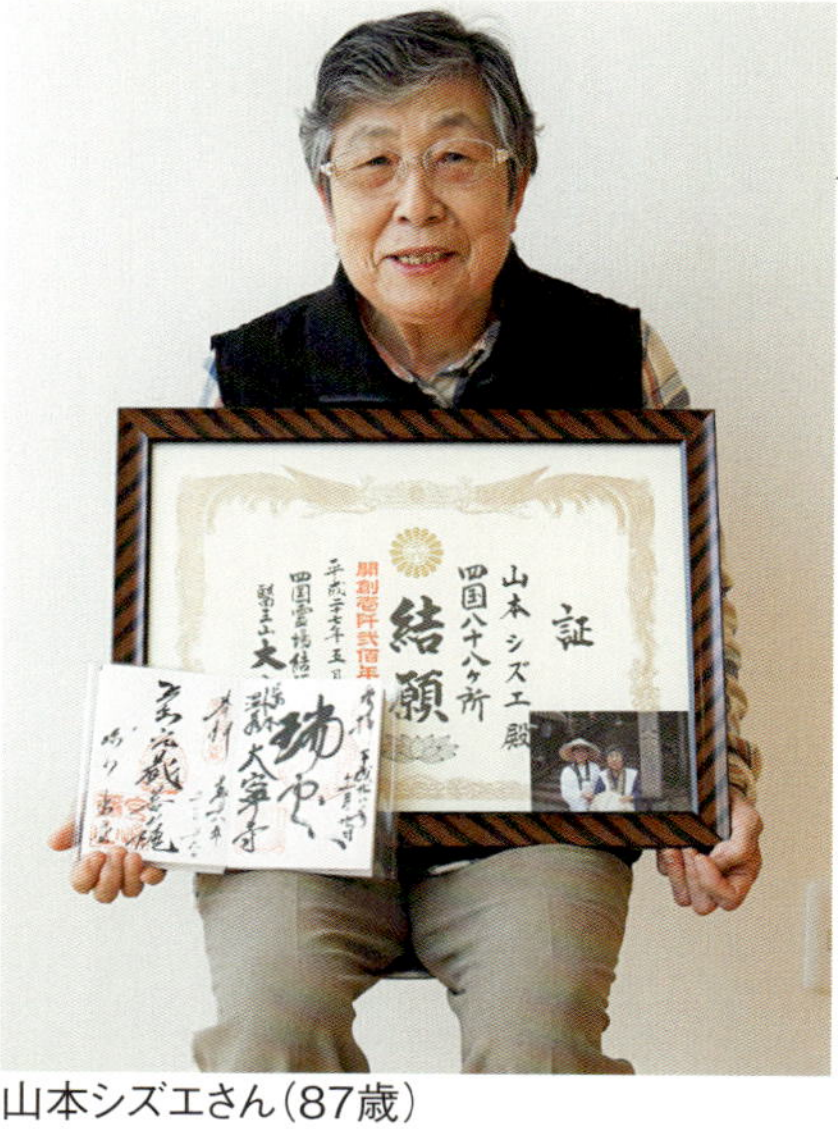
四国八十八カ所を踏破しました！
証
山本 シズエ殿
四国八十八ヶ所
結願
山本シズエさん（87歳）

ひざ裏がのびると笑顔が戻ってくる

アンチエイジングヨガの教室は現在5つ。若者クラス（といっても平均年齢は50歳）もあり、更年期障害や関節痛、がんや心の病に悩む人も通っています。

「仕事や子育て、介護に忙しい働き盛りの人は、心身にさまざまな問題を抱えていることも多いのです。でも、ひざ裏がしっかりのびるようになると、体の痛みが治まるだけでなく、血液検査の数値も改善します。みなさんの表情が明るくなり、アンチエイジングヨガを始めてよかったと言ってくださいます」と川村医師もうれしそうです。

でも、ひざ裏で心と体が変化するのはなぜ？　その答えは次のページで解説しましょう。

おばあちゃんクラス

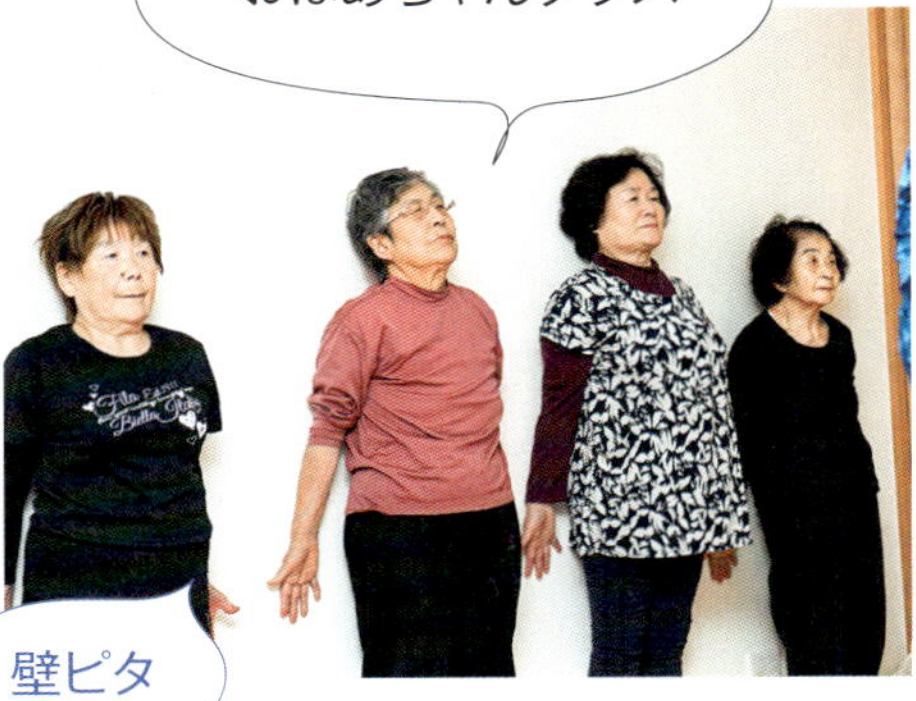

壁ピタ

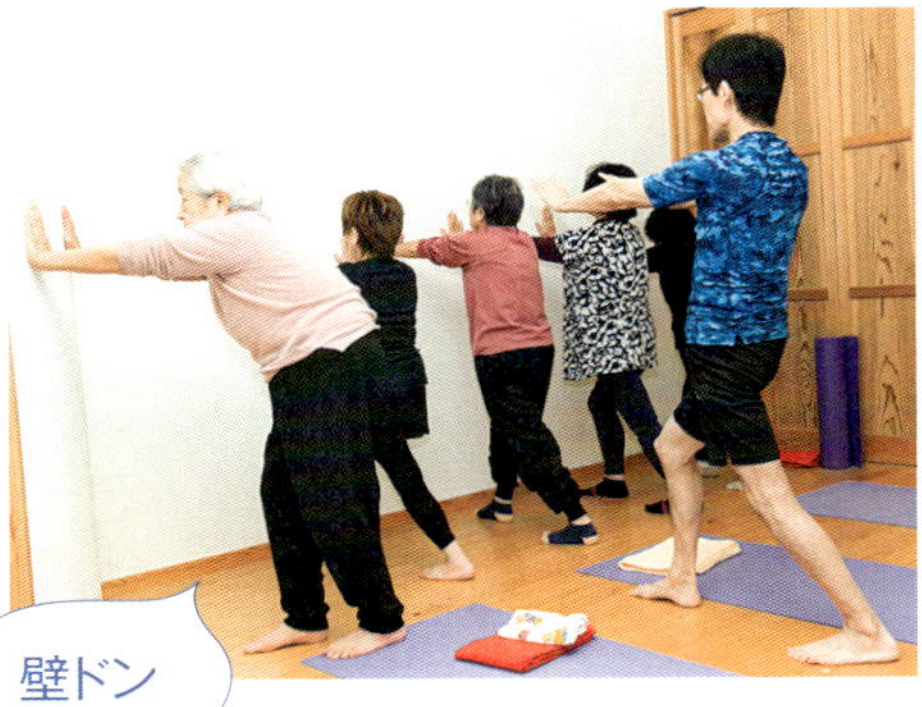

壁ドン

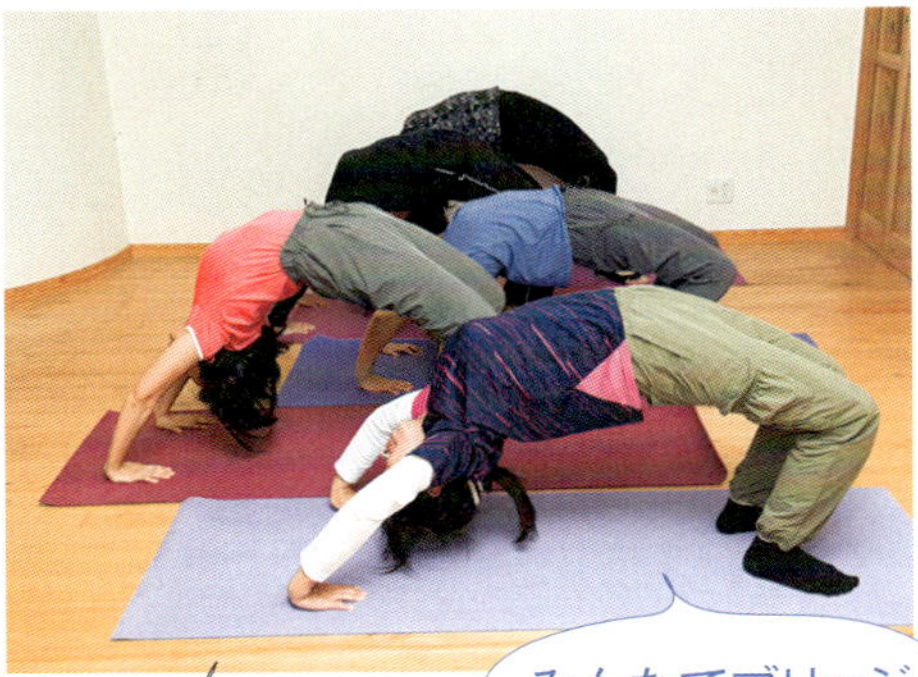

みんなでブリッジ

平均年齢50歳の若者クラス

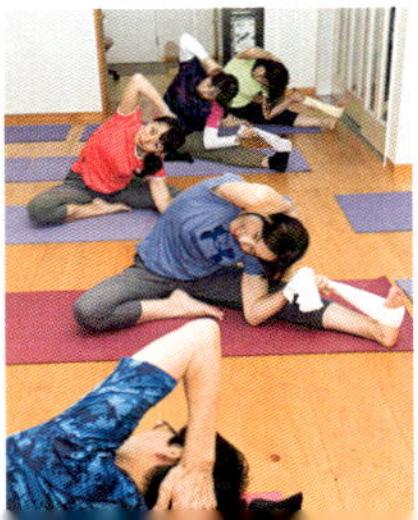

ドクターが解説

人の体のひざ裏が決める!「伸展力」は

重力に逆らって体を立てる力＝伸展力

なぜ、ひざ裏がのびると体や心の不調が改善するのでしょうか？　その秘密は、人間の体の「伸展力」にあります。

私たち人類は二足歩行する生き物です。地球の重力に逆らい、地面に足の裏だけをつけて、筋肉の力を利用してまっすぐに体を立てて生きているのです。

体をのばす筋肉の力、それが伸展力です。伸展力を担うのは、主に体の後ろ側の筋肉です。

若くエネルギーにあふれていれば、体をまっすぐにして立つことはむずかしくありません。しかし、高齢になったり体調をくずしたりすると、知らず知らずのうちに伸展力は衰え、重力に逆らいきれなくなるのです。

背中をのばしてもまた元に戻る理由は

「背中が曲がってきた」「姿勢が悪い」と気づくと、私たちは背筋をのばします。でも、それは一時的なもの。またすぐ元に戻ってしまいます。なぜでしょう。ひざ裏がのびていないからです。

伸展力の起点となるのはひざ裏です。ひざが曲がると、太ももの筋肉が縮み、骨盤が倒れ、背中が曲がり……と筋肉の連鎖反応が起こり、左ページの写真のような姿勢になります。これでは体幹（体の内側にある筋肉）に力が入りませんから、腹筋や背筋をはじめ、さまざまな筋肉がゆるんでしまいます。気がつけば、まさに「腰の曲がったおばあさん」という姿勢のでき上がりです。この姿勢こそ、心身の不調の原因なのです。

ゆがみ姿勢は
ひざが曲がることから
始まります

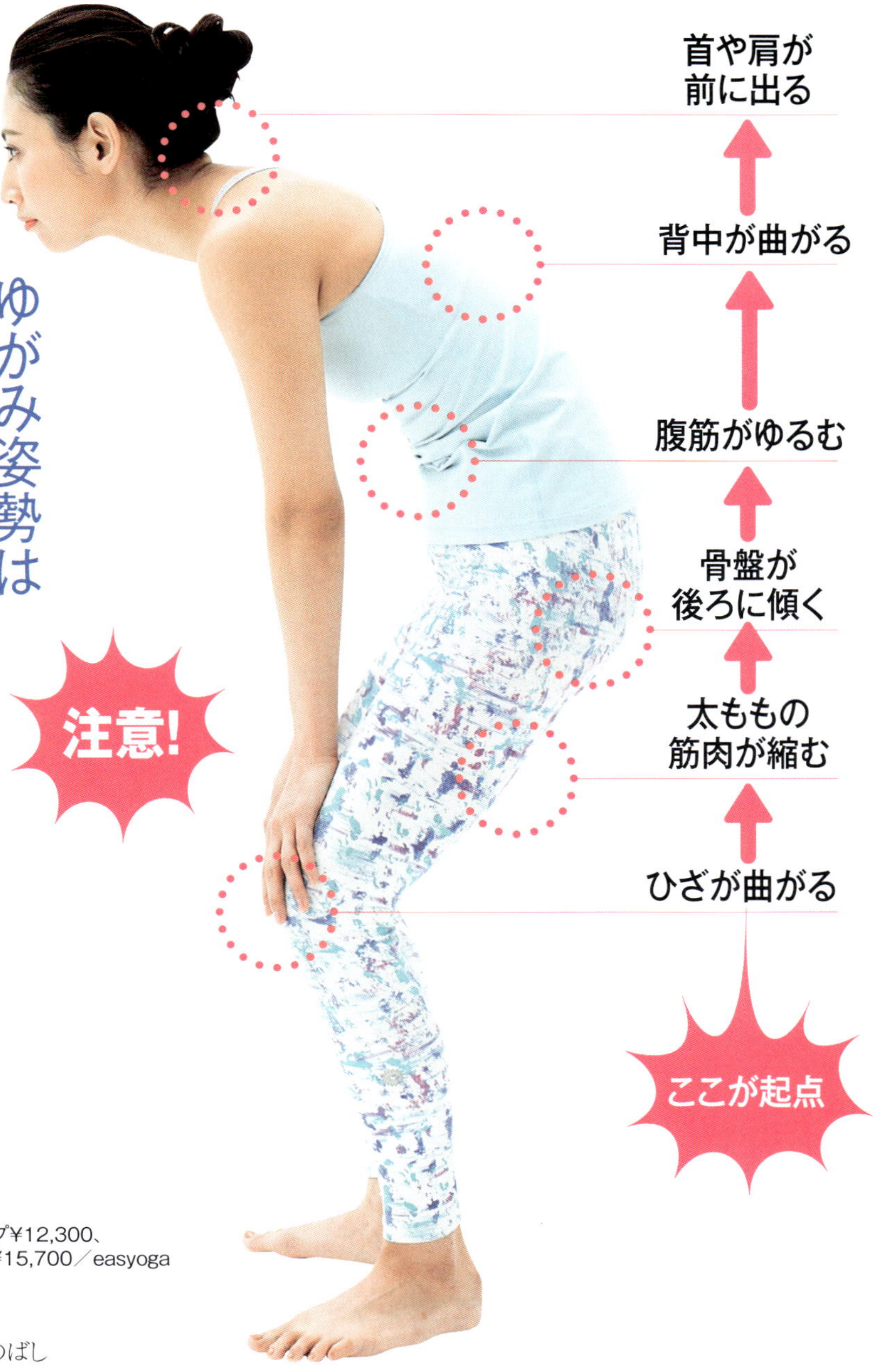
注意!
首や肩が
前に出る
背中が曲がる
腹筋がゆるむ
骨盤が
後ろに傾く
太ももの
筋肉が縮む
ひざが曲がる
ここが起点

水色タンクトップ¥12,300、
プリントパンツ¥15,700／easyoga

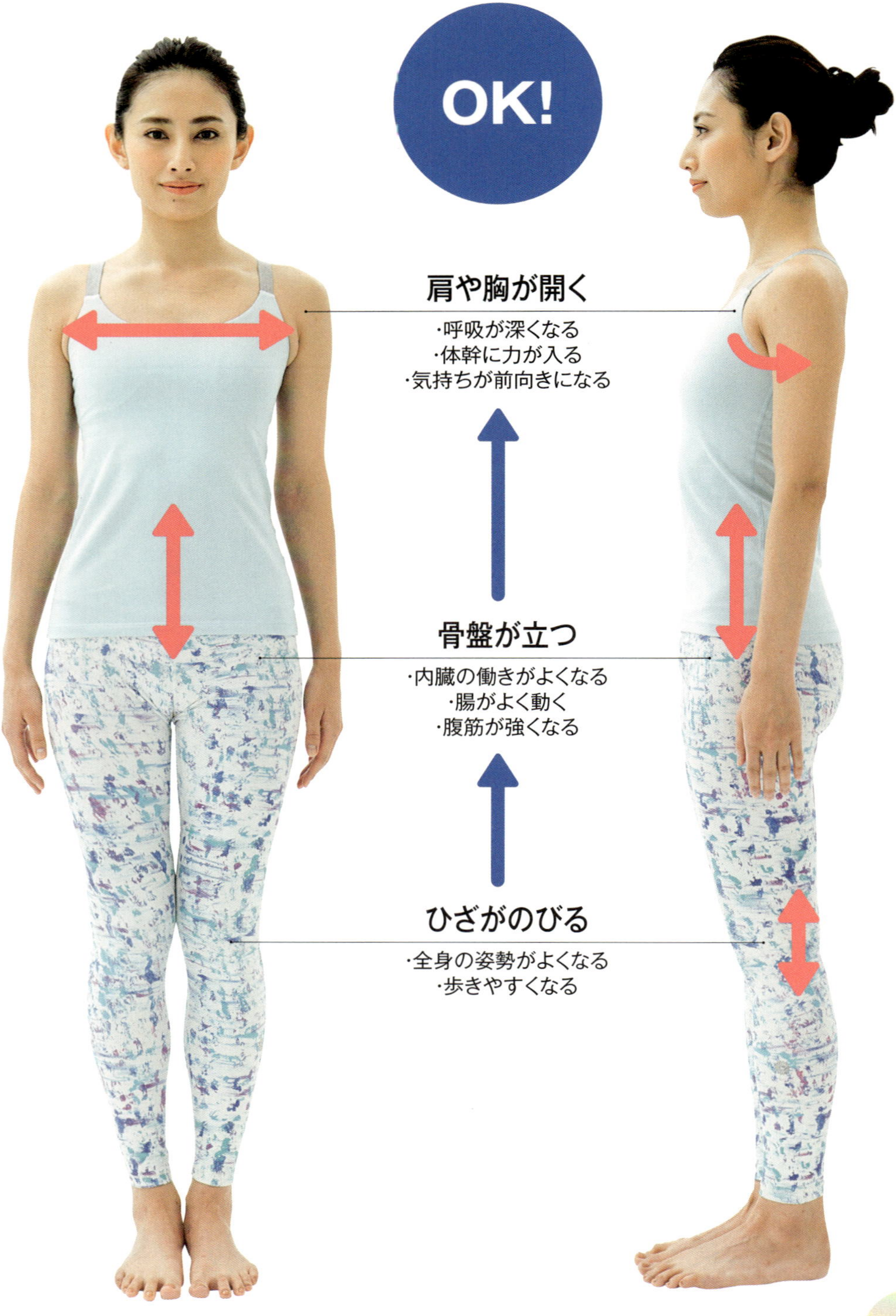
OK!

肩や胸が開く
・呼吸が深くなる
・体幹に力が入る
・気持ちが前向きになる

骨盤が立つ
・内臓の働きがよくなる
・腸がよく動く
・腹筋が強くなる

ひざがのびる
・全身の姿勢がよくなる
・歩きやすくなる

ひざがのびるだけで体の不調が改善されるのです

正しい姿勢は万病を防ぐ!

体幹に力が入らなくなると、さまざまな不調が起こります。たとえば腰痛。腹圧が弱くなると骨盤は後ろに倒れ、姿勢が悪くなります。それが腰に負担をかけるのです。さらに、腹圧が弱まることで腸への血流が減り、便秘など腸トラブルの原因にもなります。

背中が曲がり、肩が丸くなってくると、呼吸に変化が起きます。深い呼吸ができなくなるのです。呼吸が浅くなることで血流が悪くなり、代謝が落ちて免疫力も低下し、自律神経も乱れてきます。さらに、呼吸が浅くなることで脳への血流も低下。認知機能への悪影響も懸念されるのです。

ひざが曲がることは、歩きにくさ、転びやすさの原因にもなります。動くことに不安を覚えると体を動かさなくなり、体はどんどんかたくなって、悪循環に拍車がかかります。

これらを改善するためには、曲がっているひざ裏をのばすことがとても重要です。くわしくはパート2で説明しますが、右ページのようにドミノ式で体調が回復していきます。

「ホント?」と思うかもしれませんが、本当なのです。

たくさんのかたがひざ裏をのばし、元気と笑顔を回復させました。私自身もその一人です。

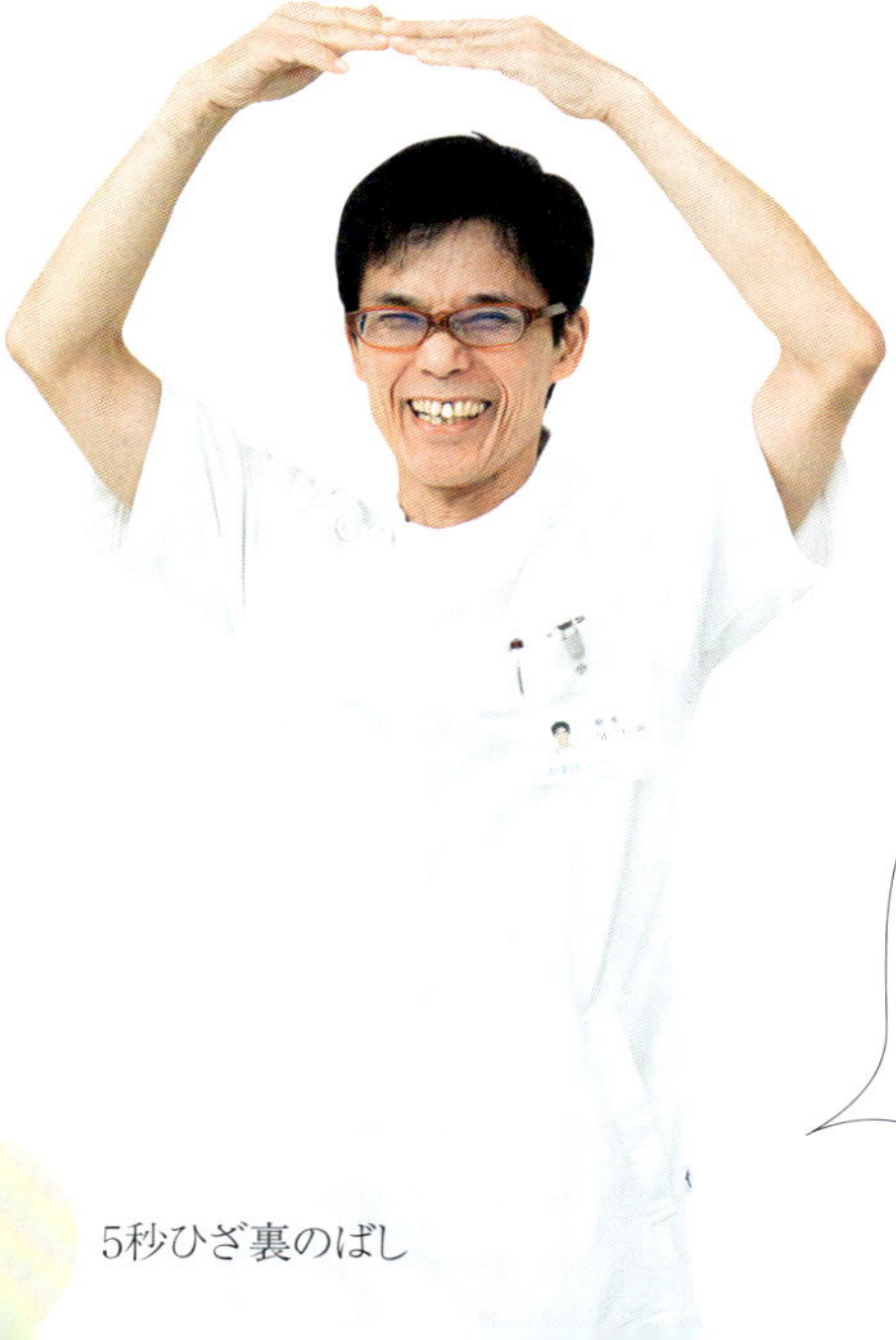

ドクターの体験

アンチエイジングヨガが最初に変えたのは私の人生

寝たきりで亡くなった祖母が私の原点

高齢者の寝たきりの原因はさまざまですが、その70%は運動で予防できると私は考えています。転倒による骨折、認知症、ロコモティブシンドロームなどがそれです。この70%を救いたくて始めたのが「かわむら式アンチエイジングAKヨガ」です。

その背景には、祖母を看取った経験があります。祖母は私が中1のとき、転んで骨折して入院したのです。骨折した足以外は頭も体も元気だったのに、「高齢だから」と手術もされず寝たきりになってしまいました。いまであればとんでもないことですが、当時はあたりまえのことのようでした。

おばあちゃんっ子だった私は、ひまさえあれば見舞いに行き、ごはんを食べさせ、おんぶして桜を見せに行ったことも。でも祖母は「もういいよ」とでも言うように、天国に旅立ちました。「こんな医療はおかしい」という怒りが、私の原点です。

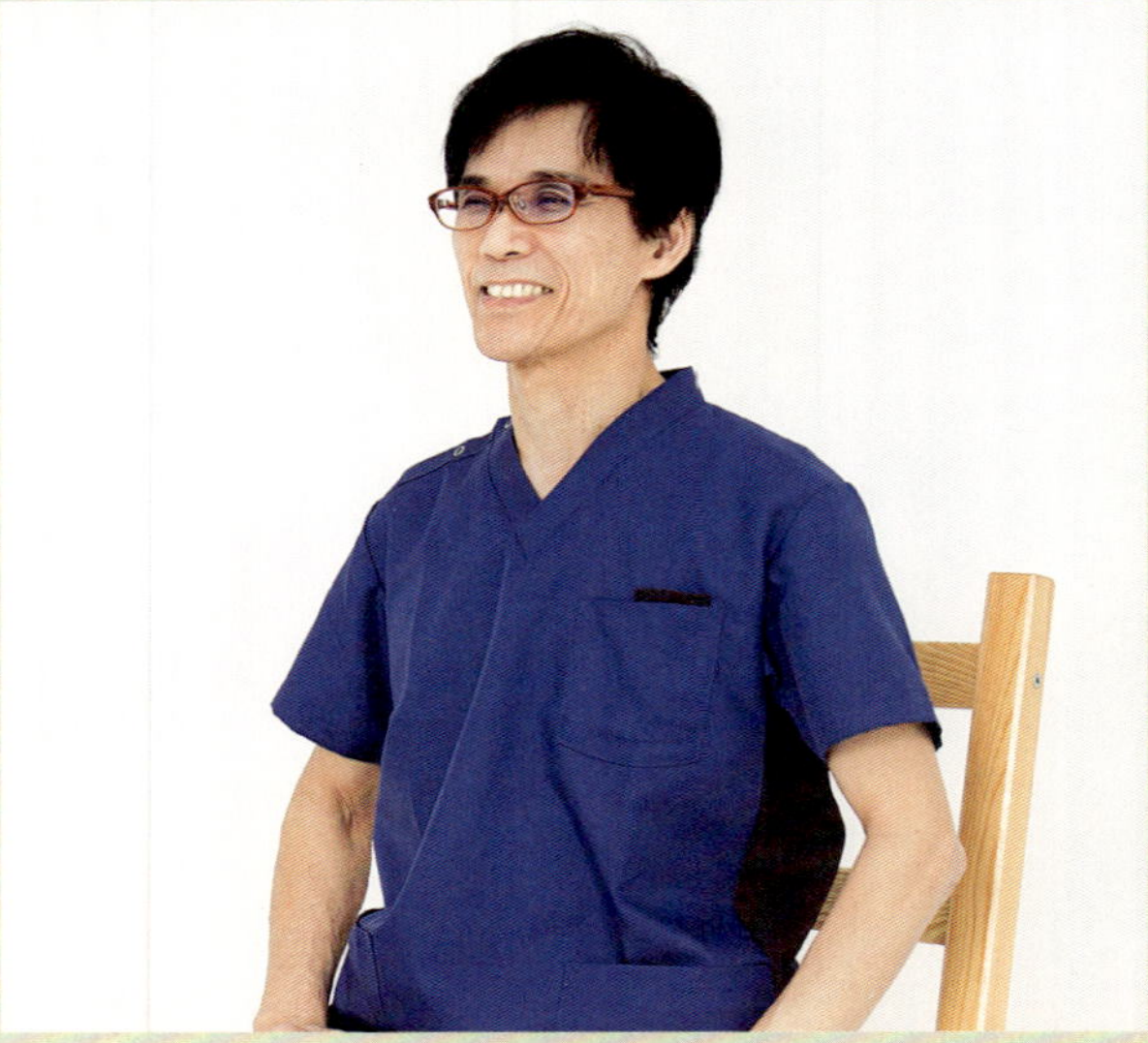

椎間板ヘルニアで倒れ自殺も考えた大学病院時代。家族との時間をふやすため開業

ストレスのあまり体重が激減した40代

　ところが、実際に医師になってからの私は迷いと苦悩の連続でした。大学病院で消化器外科医として働く日々はあまりに多忙で、担当していたすい臓がんの手術は長いときで10時間。ほとんど家には帰れません。体が悲鳴を上げたのでしょう。突然腰に力が入らなくなり、その場で倒れました。腰椎椎間板ヘルニアでした。幸い手術は成功したものの、足のしびれや腰の痛みが残っている私に、長時間の手術は不可能でした。激しく落ち込み、一時は死も考えましたが、「今後は家族とともに生きよう」と開業を決意。34歳でした。

　開業医になっても苦難はつづきました。自分のかわりはどこにもいないプレッシャーの中、腰の爆弾がいつ爆発するかにおびえました。整体に通ったり、プールで歩いたりしましたが、腰痛は改善しません。アトピー性皮膚炎や大腸ポリープ、うつ病も発症しました。

腰痛だけでなく、
うつ傾向にもあった時期。
体重は40キロまで落ちてしまった。

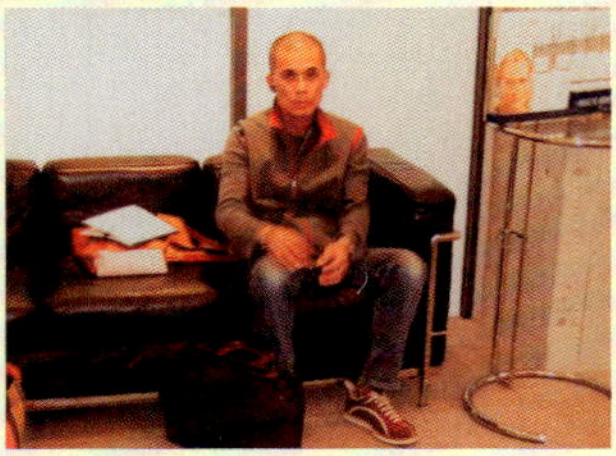

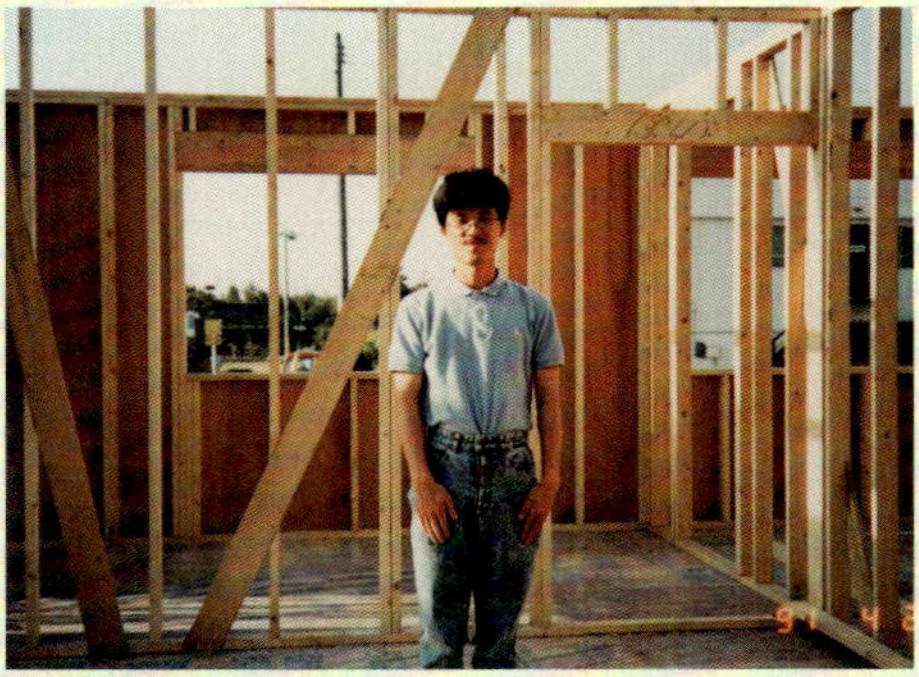

開業に向けて
張りきっていたころ。
まだ骨組みだけの
「かわむらクリニック」
の前で。

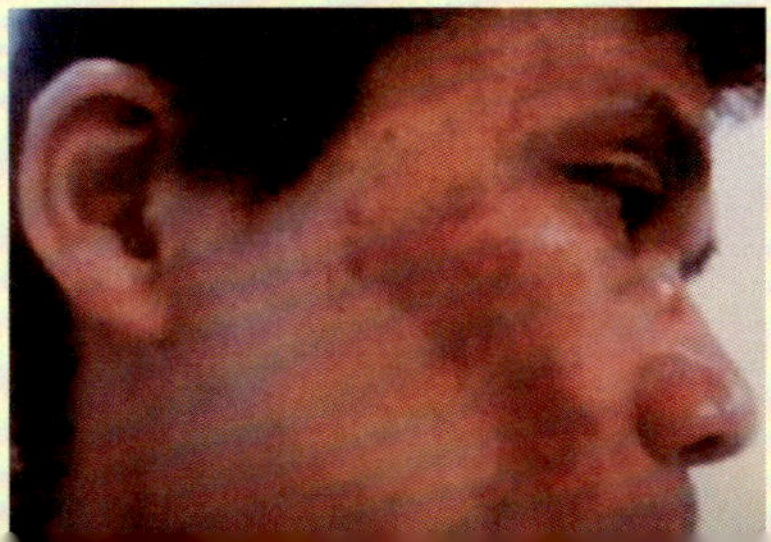

アトピー性皮膚炎や
花粉症にも
悩まされたが、
ヨガを始めたら
治ってしまった。

55歳で出会ったヨガ。ひざ裏がのびたとき、奇跡が次々に起こった

腰痛が消えた！腸もきれいになった

その時期、家庭も平穏ではありませんでした。両親の介護と看取り、子どもたちの進路やいじめの問題……。体重はどんどん減っていきました。

55歳のときに出会ったのがヨガでした。「ゆっくりした動きだから、自分にもできるのではないか」と思ったのです。でも、長年の運動不足で体はかたく、床に両手を伸ばすと30センチ以上距離があり、笑うしかありませんでした。そんな私でも、半年後には開脚して胸が床にべたーっとつくようになったのです。気がつくと腰痛は消えていました。

驚いたのは、腸の変化です。定期検査でいつもポリープがあり、切除してもらう先生から、毎回「大腸が汚い、いつ、がんができてもおかしくない」と言われていました。それがヨガを始めて2年後、「ポリープがないし、腸がきれいになって、若くなっている」と先生に驚かれたのです。ヨガ以外、何もしていません。アレルギーもなくなりました。

「そんなにいいなら、病院でもやってみようよ。みんなで元気になろう」と提案してくれたのは、鍼灸師でもある妻でした。これがアンチエイジングヨガの始まりです。

ヨガは自分と向き合う運動です。やってみて、気づいて、改善していくくり返しが、治療にもなるのです。深く呼吸しながらゆったり体と語り合う時間は、心の平穏をもたらします。

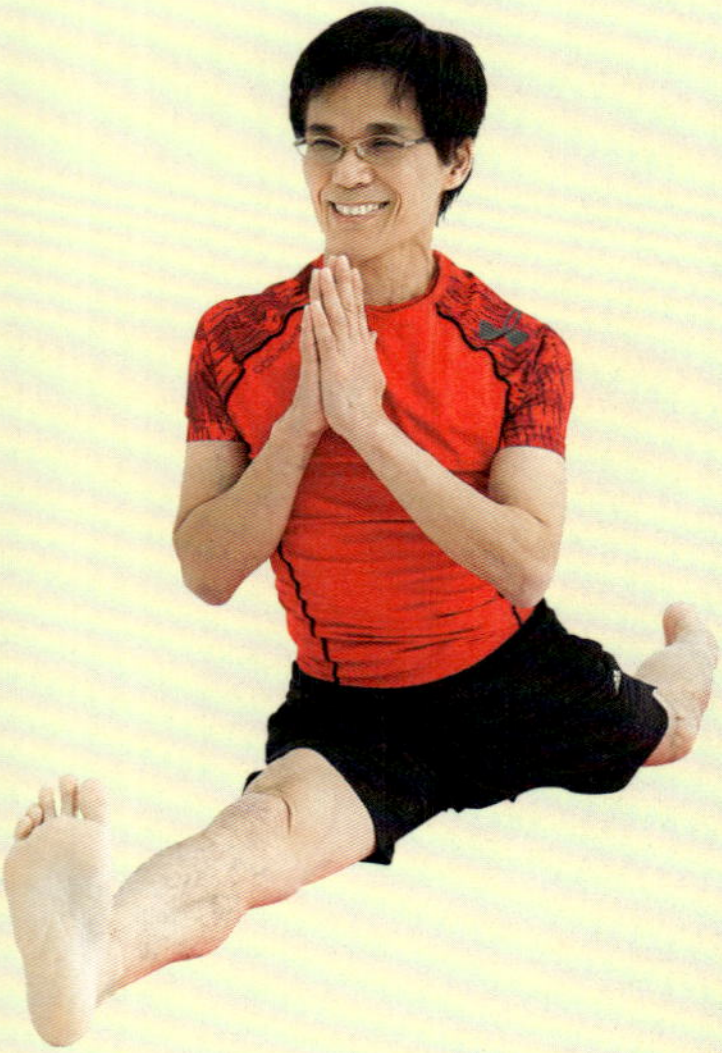

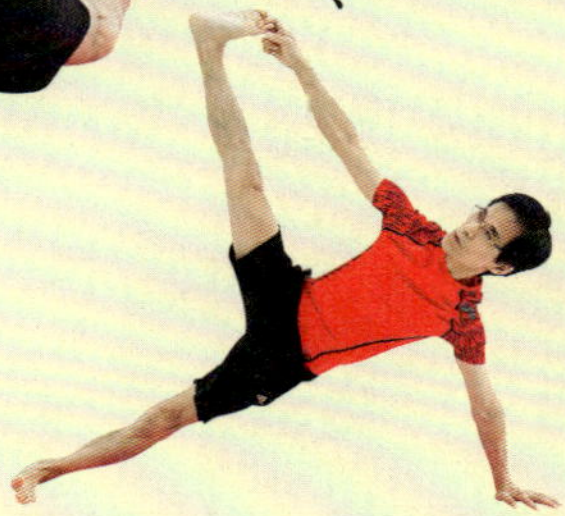

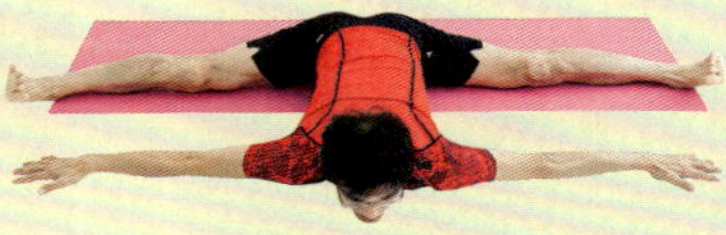

PART 2

奇跡を起こす!

ひざ裏のばし3ポーズ

壁ドン、壁ピタ、1・2・3体操の
やり方と効果を
じっくり解説します

1 壁ドンストレッチ

ひざ裏全体がぐーーんとのびるストレッチ。
両手で壁を押すことで
背中の筋肉や体幹にも力が入って
姿勢がよくなり、腰痛も改善しますよ。
腹筋がきゅっと締まるので
ぽっこりおなかも引っ込みます。
そのうえ胃や腸の血行がよくなって
内臓が元気になるので
免疫力もアップするというオマケつきです。

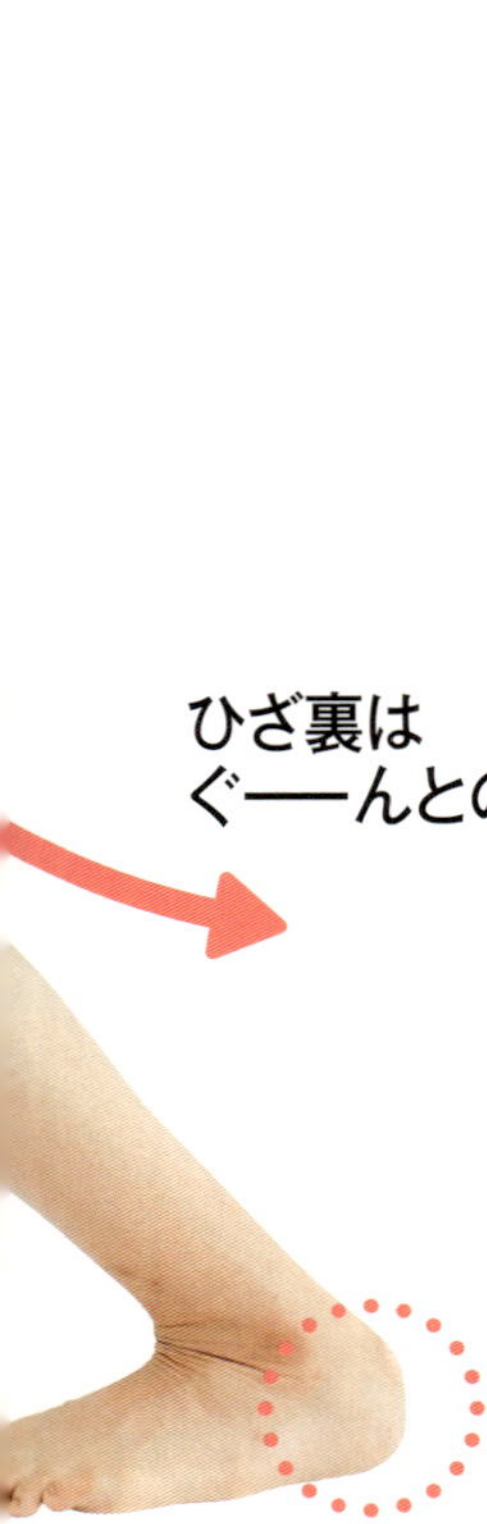
ひざ裏は
ぐーーんとのばす
かかとを床に押しつける

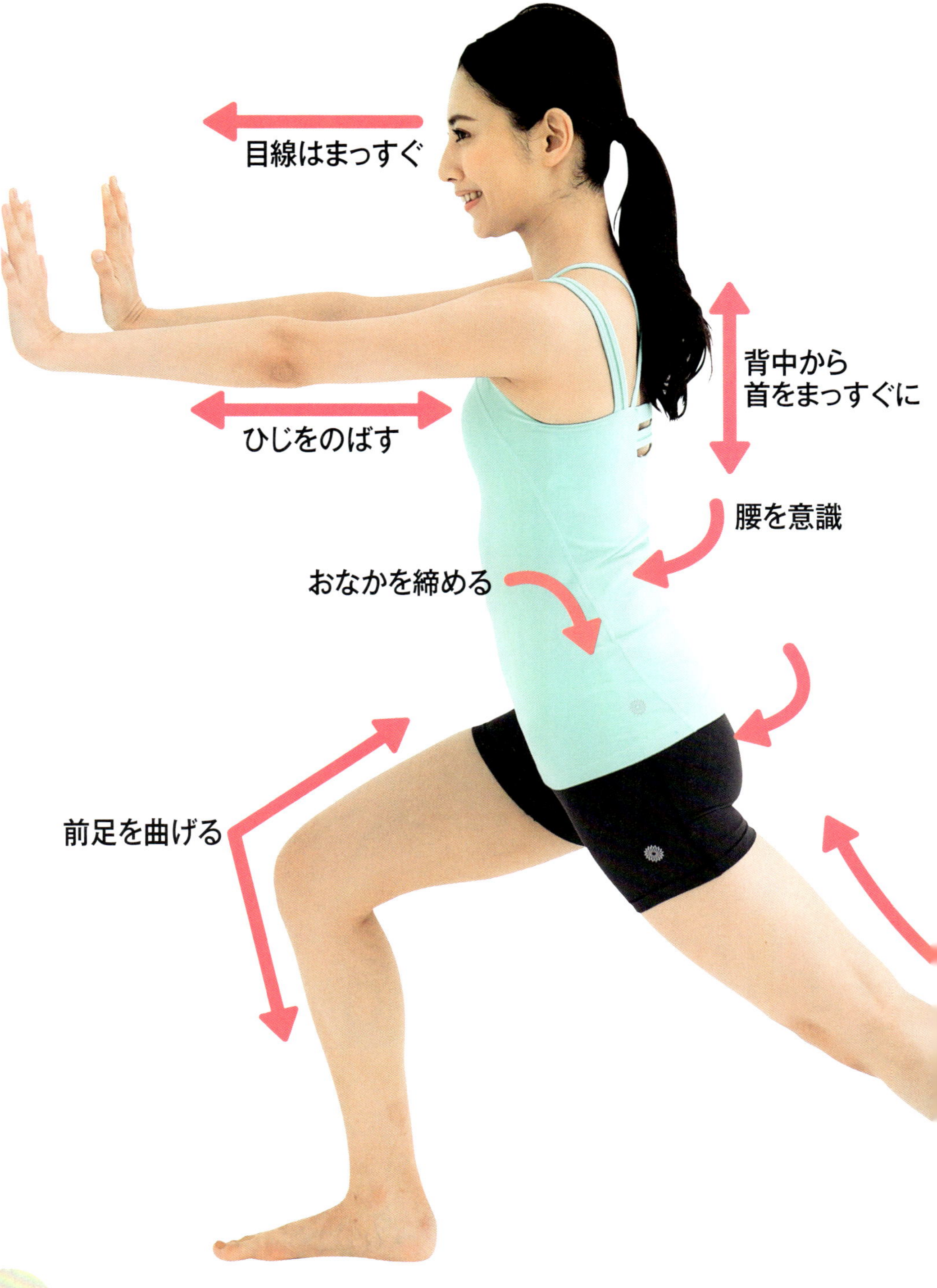
目線はまっすぐ
ひじをのばす
背中から
首をまっすぐに
腰を意識
おなかを締める
前足を曲げる

壁ドン やってみましょう

しっかりした壁と
平らな床があれば
いつでもできるストレッチ。
かかとを踏み締められるよう
はだしがおすすめです。
後ろに引いた足のひざ裏が
十分にのびていることを
意識しましょう。
足を大きく開くほど
効果が高くなります。
時間がない場合には
④のポーズだけでも大丈夫。

1 壁の前に立つ

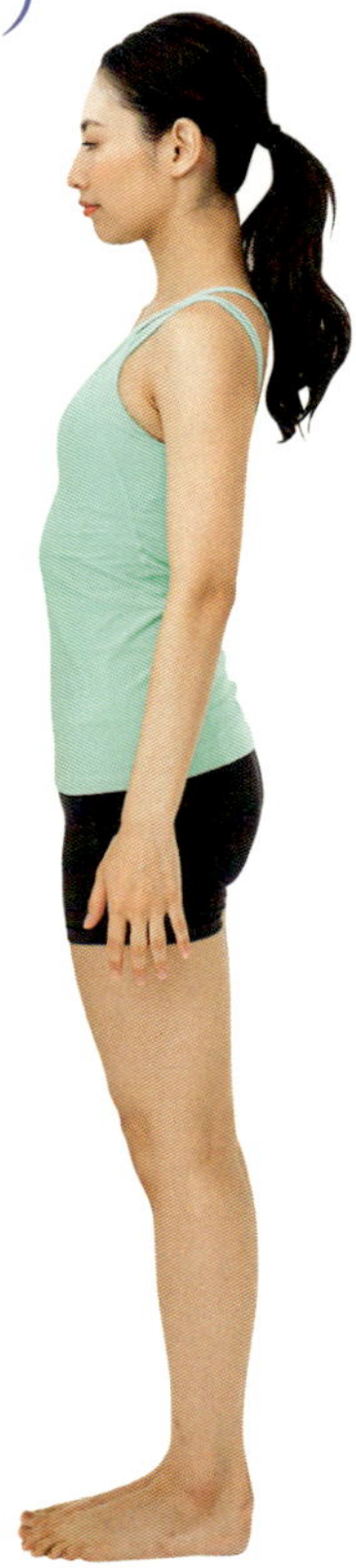

背すじをまっすぐ

壁の前に
両足をそろえて立つ。
背すじはまっすぐに。

2 両手をつき、足を前後に開く

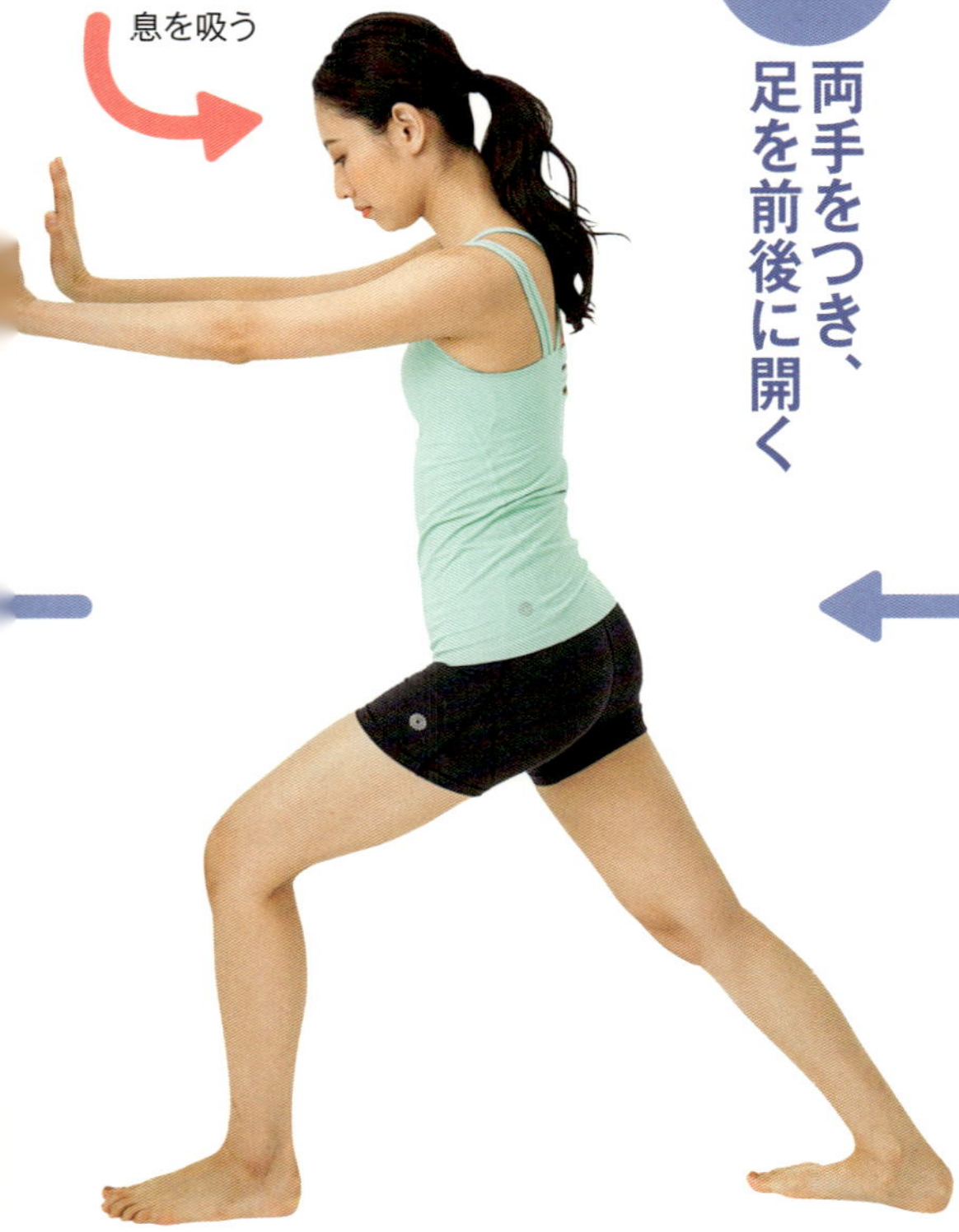

足を開いて手を壁に

足を前後になるべくまっすぐ開き、
後ろ足のひざ裏をピンとのばし、
前足を曲げる。
両手をのばし、肩の高さで壁につけて息を吸う。

**③〜④を
もう一度くり返したら
足をかえて同様に**

3

壁を5回押す

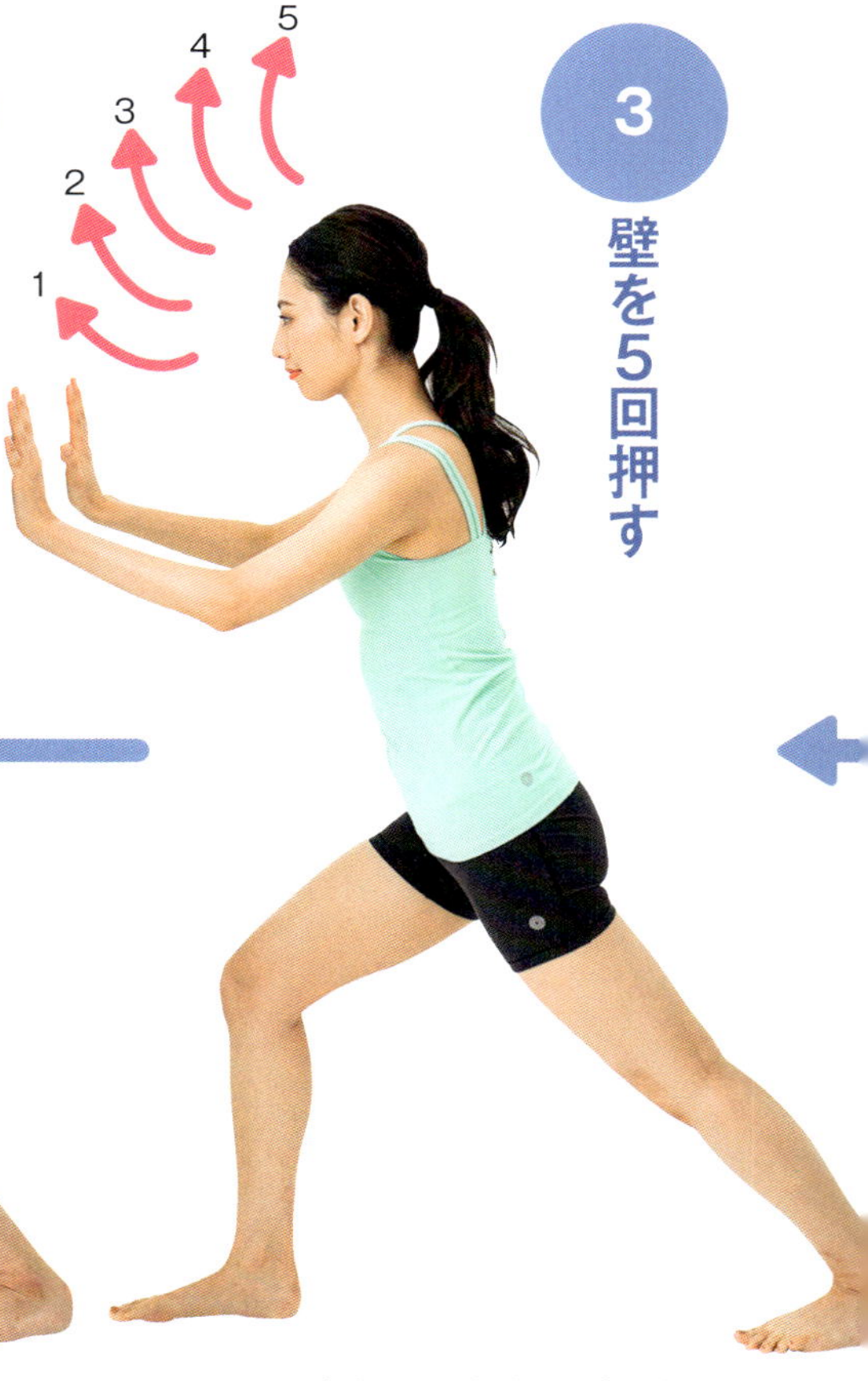

壁をゆっくり5回押す
おなかとおしりに力を入れ、
息を少しずつ吐きながら
「1、2、3、4、5」と壁を押す。

4

ぐーっと5秒キープ

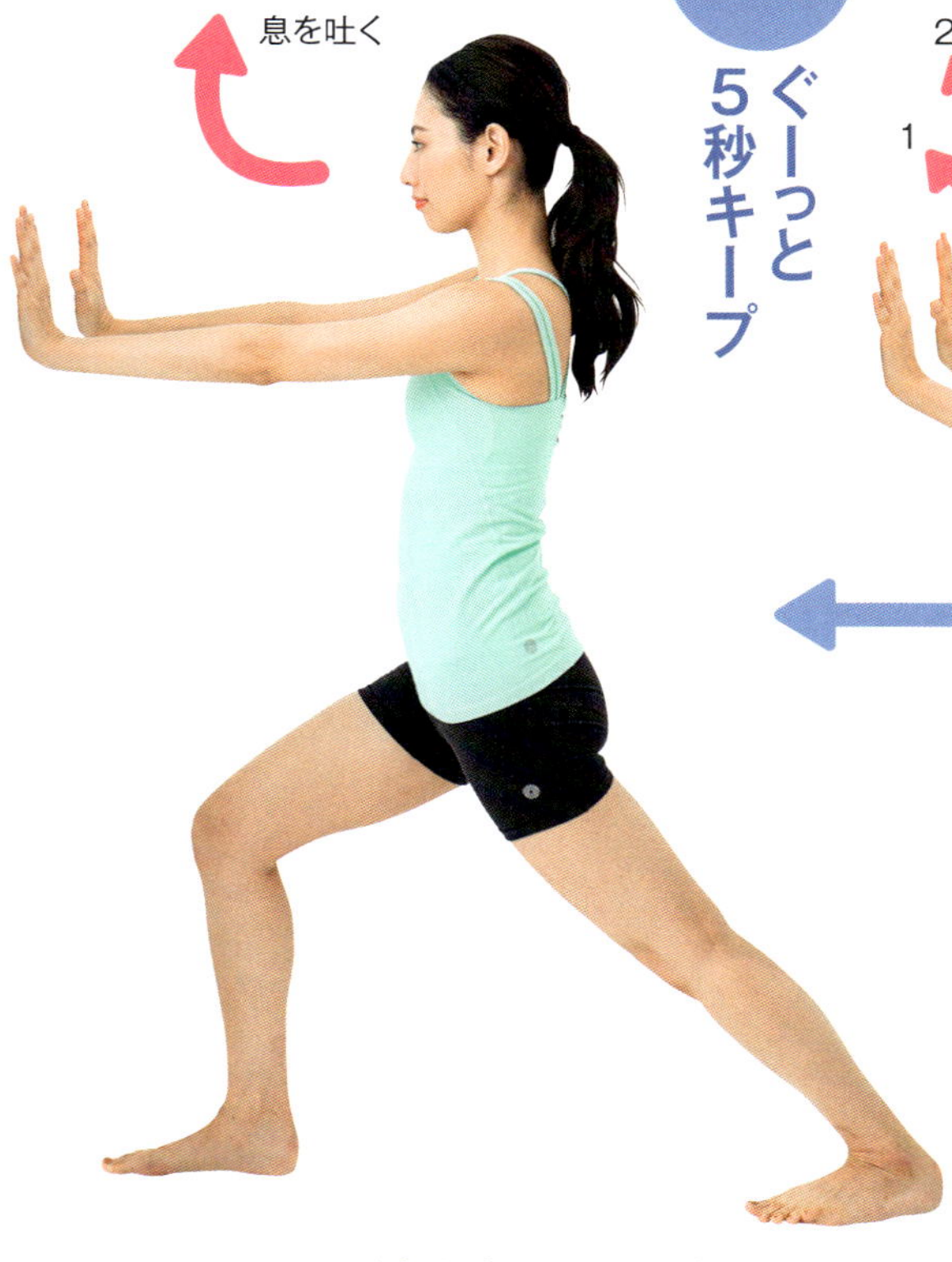

ひざ裏を十分にのばす
両手をのばして壁を押し、
かかとは床を強く踏み締める。
5秒間で息を全部吐ききる。

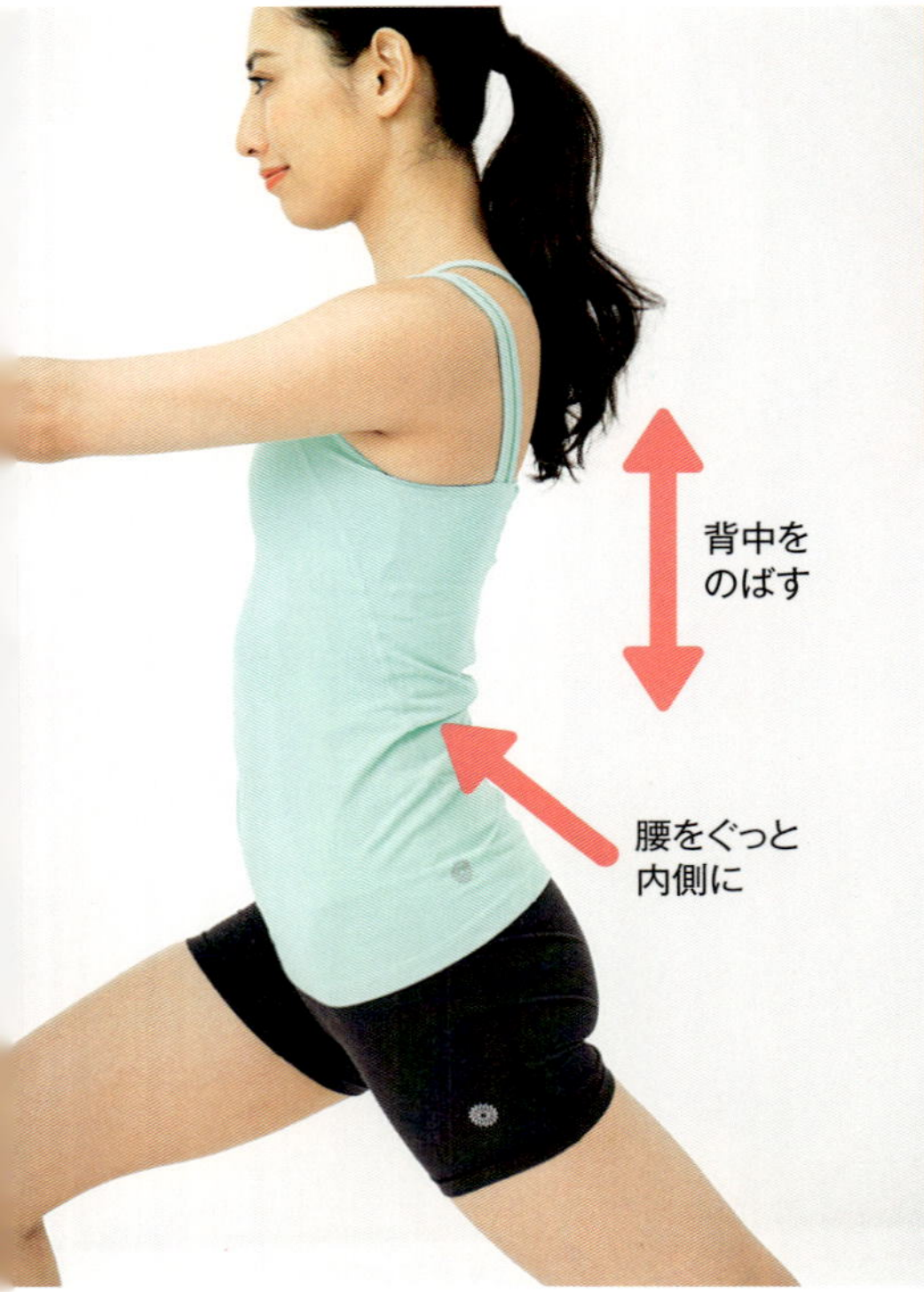

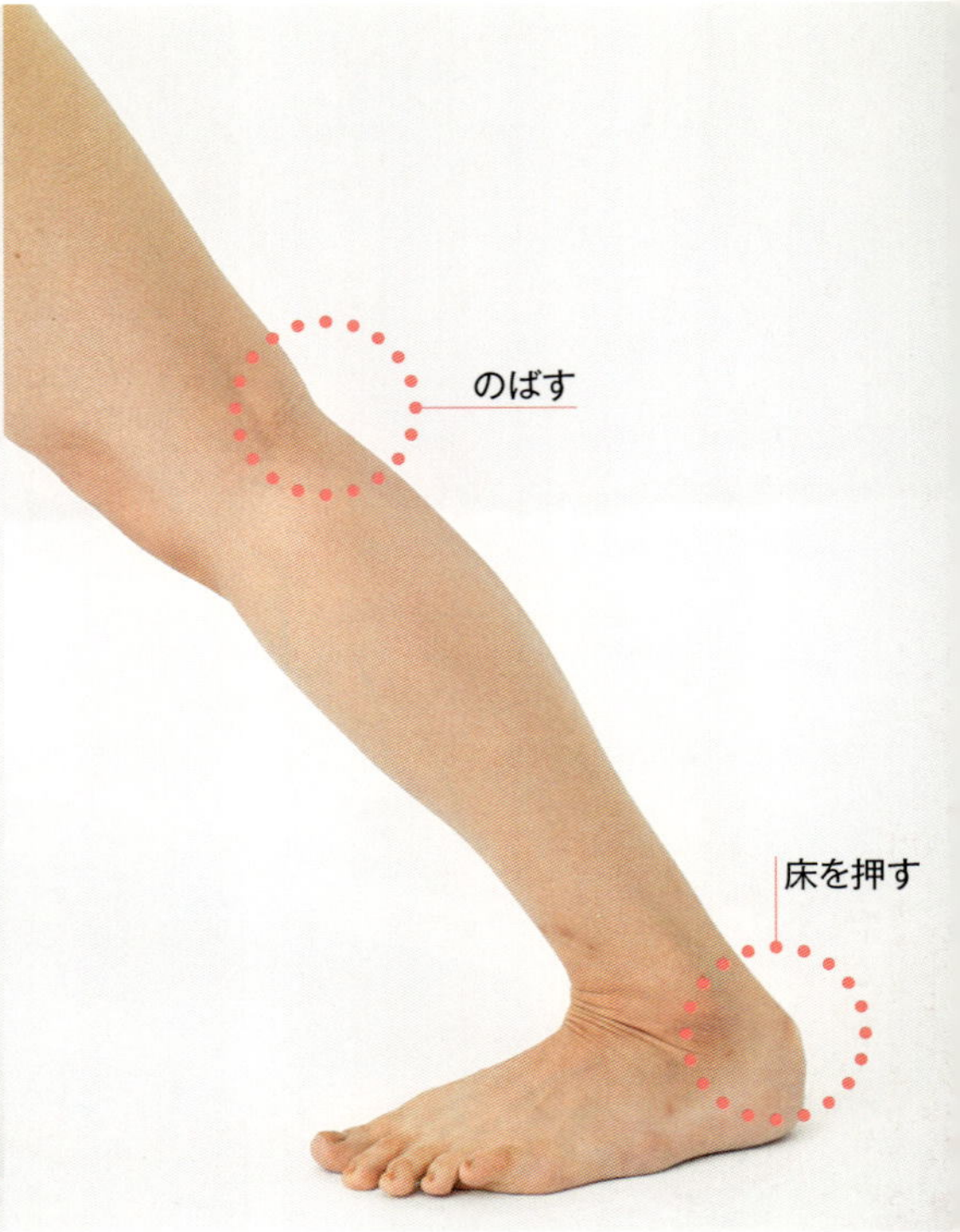

背中をのばし
腰をぐっと内側に
背中をのばし、腹筋を使って
おなかに力を入れながら壁を押すことで
体幹の筋肉が鍛えられる。

ひざ裏をのばして
かかとで踏み締める
ひざはできるだけ曲げず、
かかとは床を強く踏み締めて。
かかとの下に薄いタオルを敷き、
引っぱられても抜けないように
がんばると、さらに効果的。

壁ドン
ここを意識!

壁を押すことに必死になりすぎないで！

この体操は、壁を押すことよりも
体をのばすことが重要です。がんばって
押しすぎて、体が曲がっては本末転倒です。
もしも「足を曲げないと痛い」という場合には、
前後の足を痛くない程度の幅に調節しましょう。
それでも痛い場合は、しばしお休みを。

これはNG

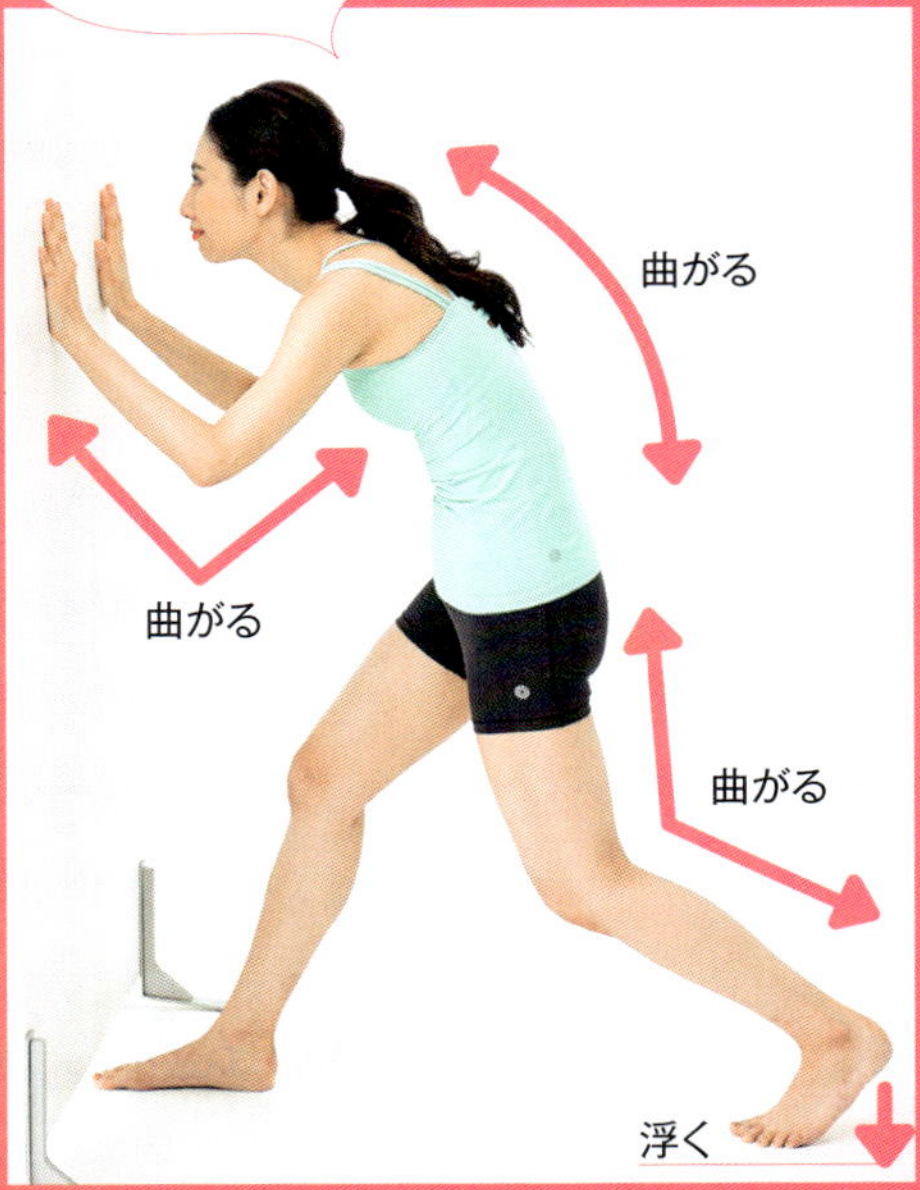

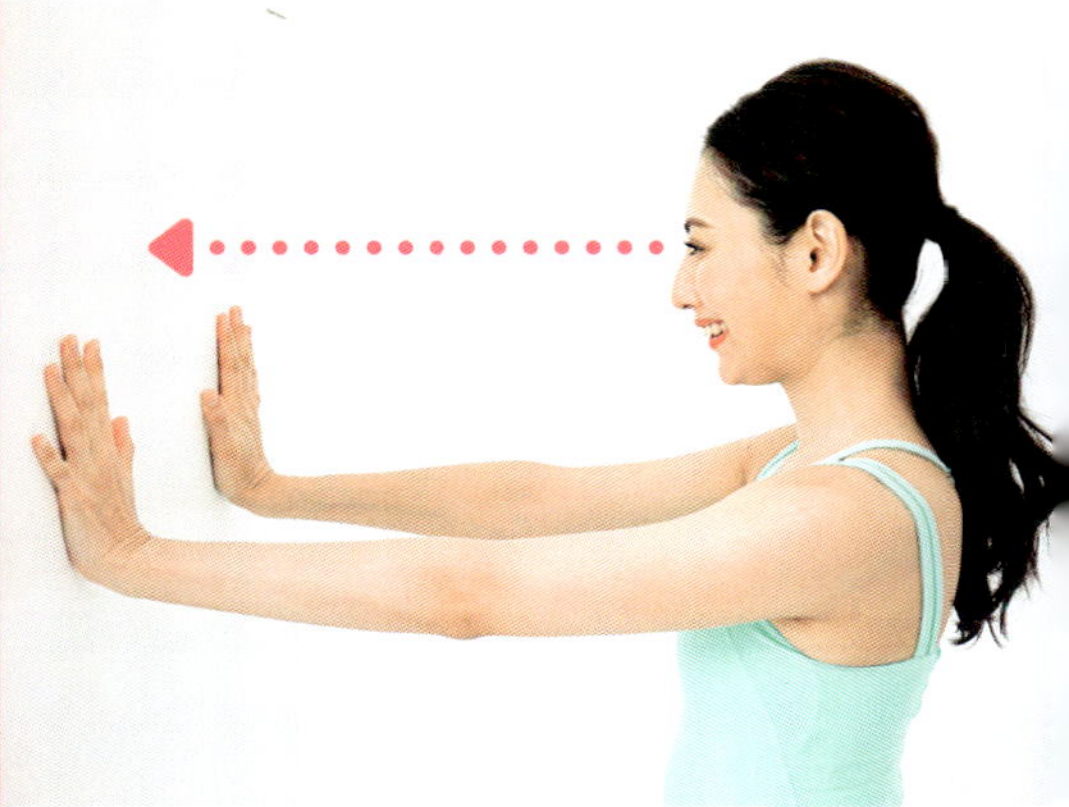

両手をのばし初恋の人を思い浮かべる

マンガや映画の「壁ドン」のように
両腕の間に初恋の人を思い浮かべたい。
目線が固定されて背中がのびるだけでなく、
ホルモン分泌にも効果がある。

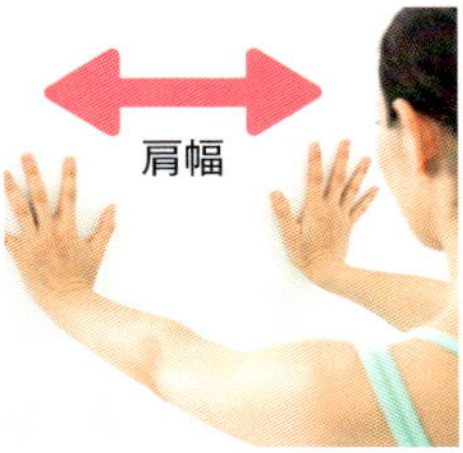

手は肩幅、指は少し開く

両手は肩幅に開き、
肩と同じ高さにキープ。

2

壁ピタ
ドローイン

正しく立つことができますか?
かかと、腰、背中、後頭部の4つの点が
一直線上に並んでいれば、正しい姿勢。
壁に体をピタリとつけることで
正しい姿勢を体に覚え込ませましょう。
それだけで体幹の筋肉が鍛えられ、
「若くなった」「やせたんじゃない?」と
ほめられること請け合いです。
ひざ裏もどんどんのびていきますよ。

胸を広げる
壁に
くっつける
おなかを締める
手のひらは
正面
ももの筋肉を
内側に
ひざをつける
つま先は90度

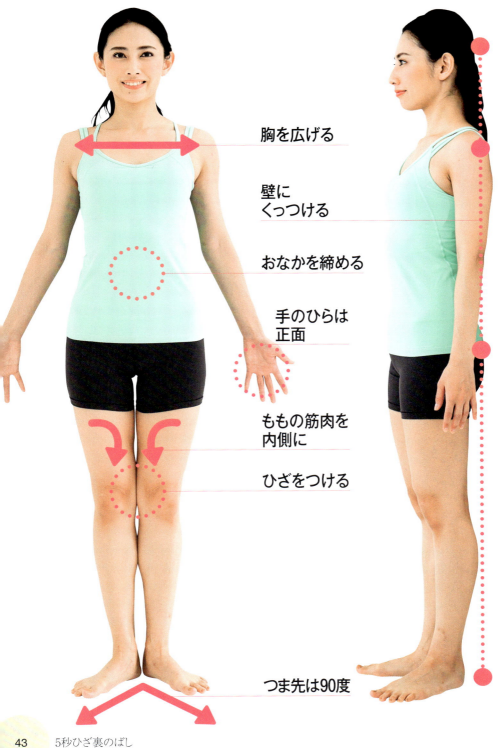

壁ピタやってみましょう

最初のうちは
「かかとをつけると背中がつかない」
「腰が壁から離れてしまう」
ということも多いはず。
でもあきらめないで。
体のあちこちに力を入れて
かかと、腰、背中、後頭部の
4つの点が壁につくように
がんばるだけでも
体はまっすぐになるのです。

1 壁に4点をつける

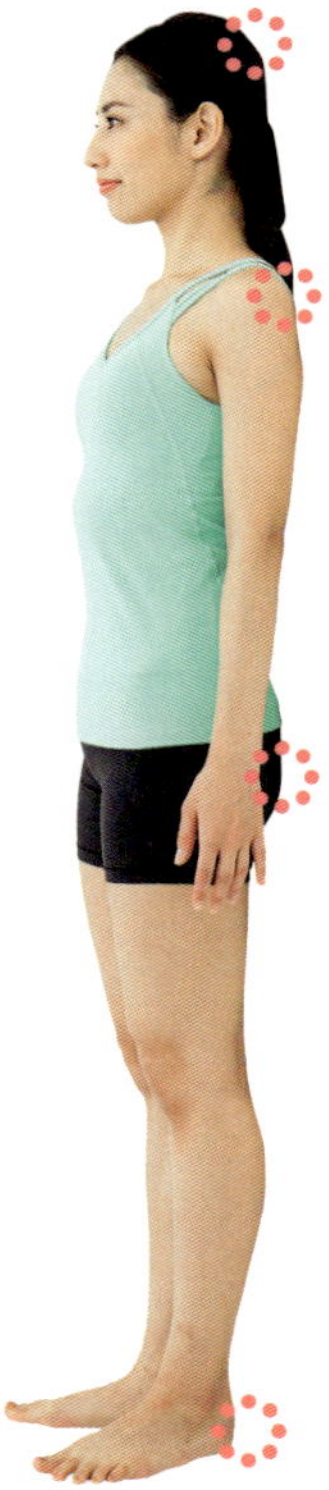

4点を意識して立つ
壁を背にして立ち、
後頭部〜かかとを壁につける。
かかとがどうしても
つかない場合は半歩前に。

2 つま先は90度。ひざをピタ！

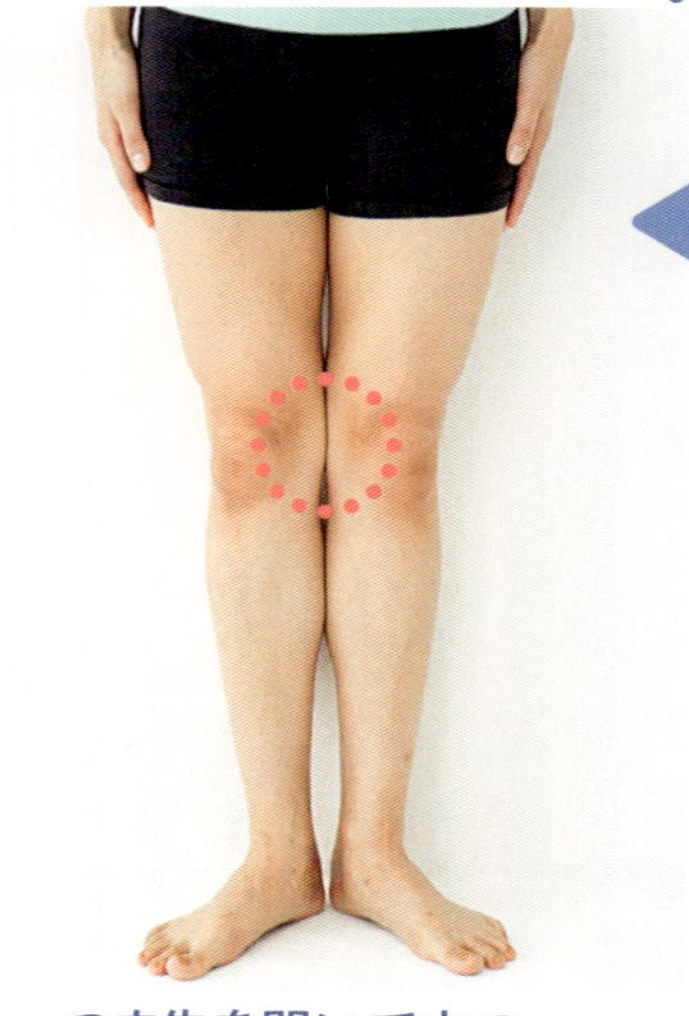

つま先を開いて立つ
かかとを壁につけたまま
つま先を90度に開き、両ひざの内側に
力を入れながらひざを寄せる。

3 手のひらを壁につけて息を吐く

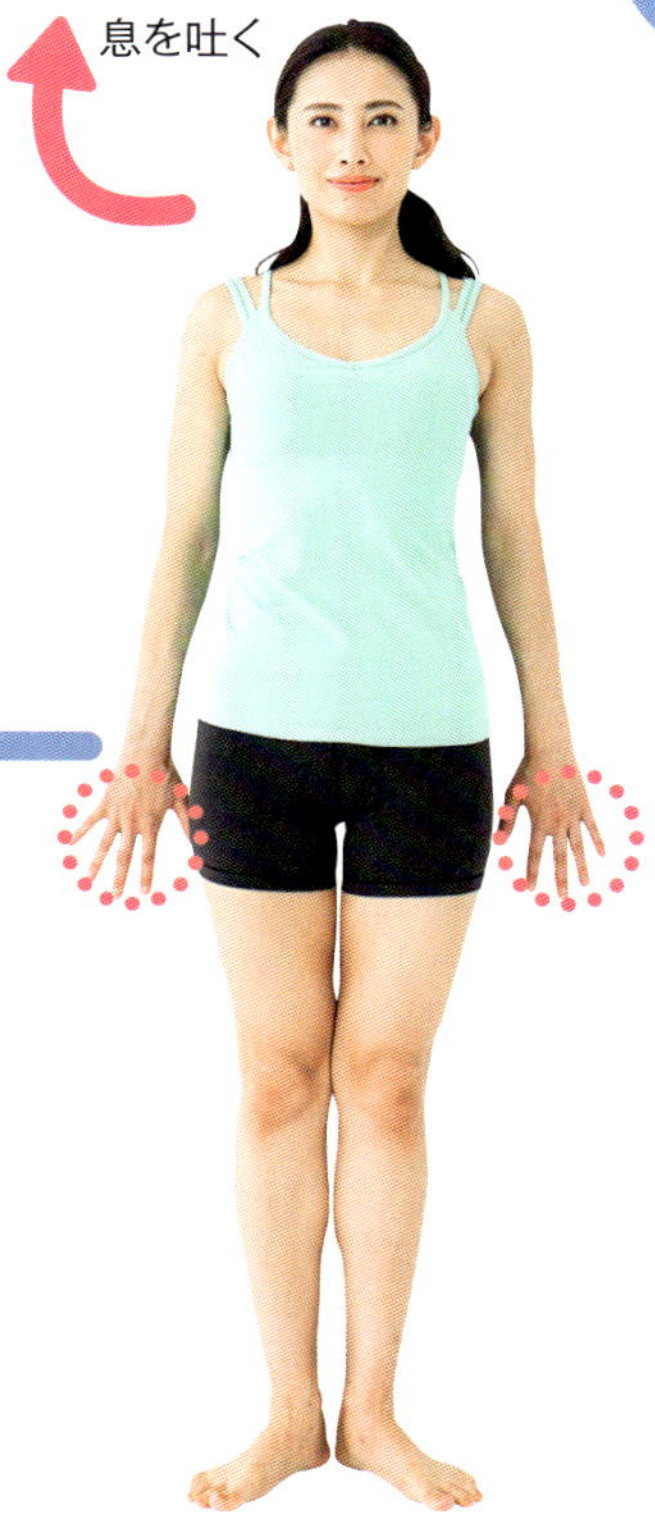

腰を壁にピタ!

息を吐きながら、腕をのばして
手のひらを壁につける。

4 手を返して5秒キープ

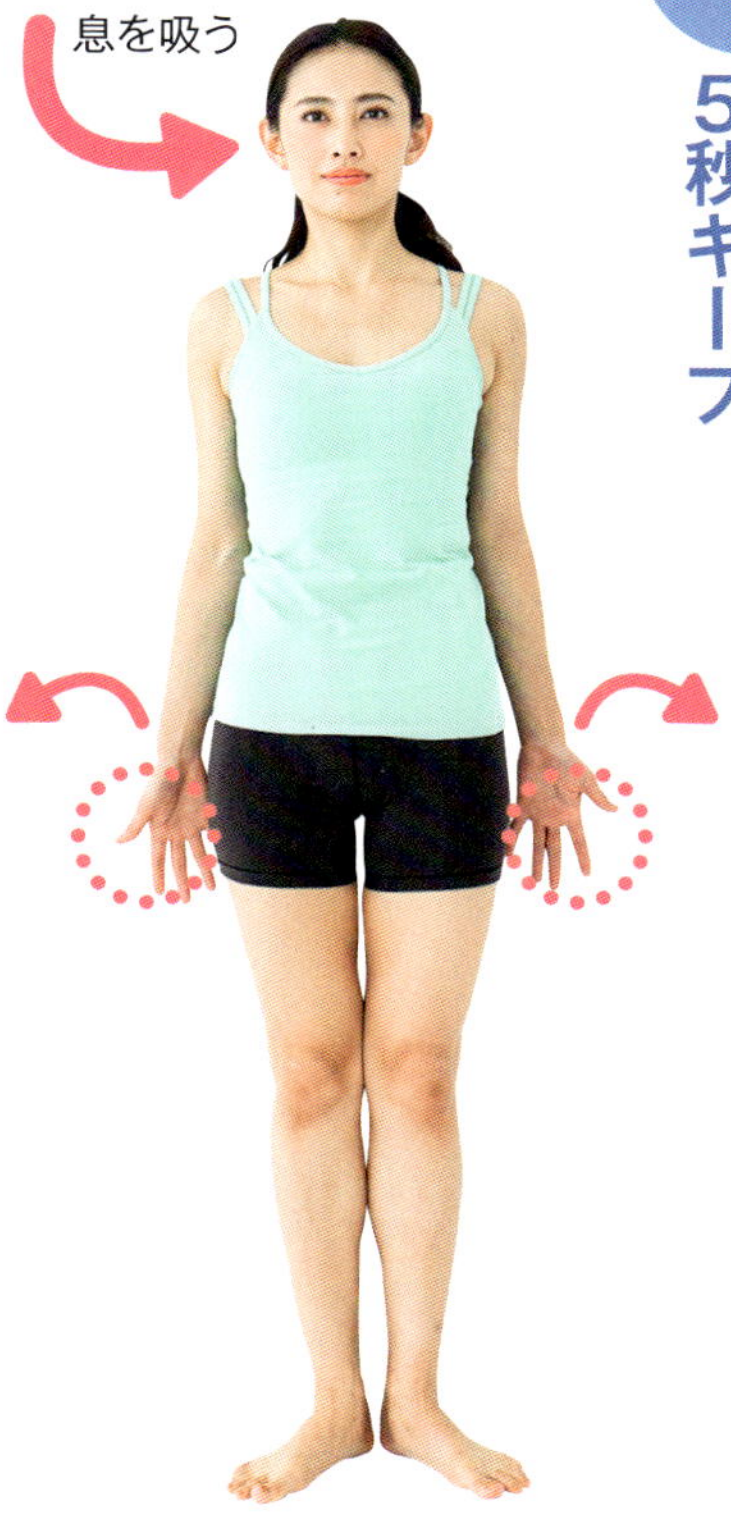

下腹部をへこませる

息を吸いながら
手のひらを返して手の甲を壁につける。
このとき、肩を開いて壁に押しつけ、
おなかをへこませて5秒間キープ。

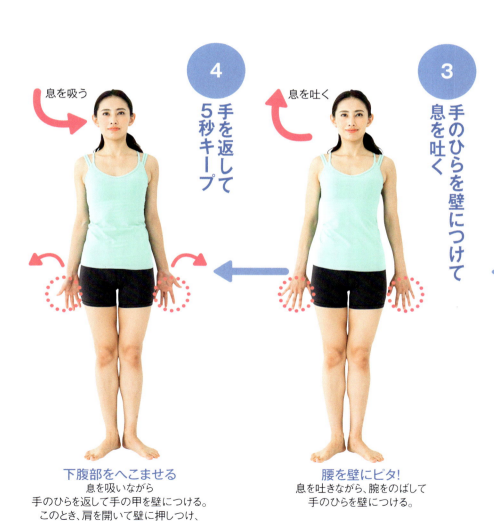

壁ピタ ここを意識!

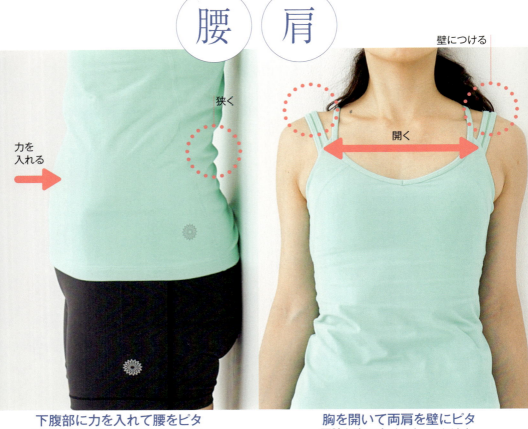

腰

下腹部に力を入れて腰をピタ

壁と腰の間に大きなすき間があるのは
骨盤が傾いている証拠。
へその下の「丹田」という部分を
壁に押しつけるよう意識して。

肩

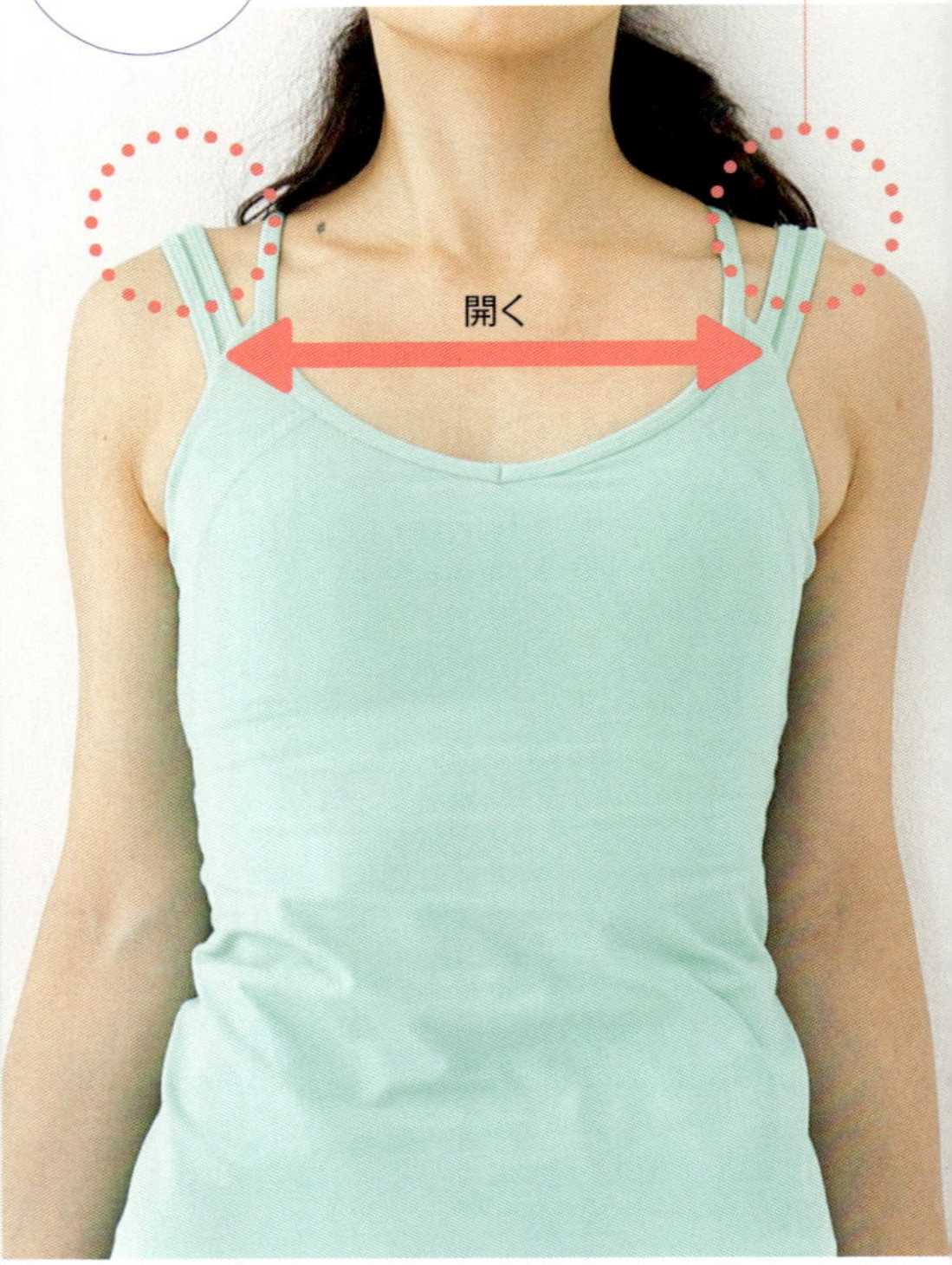

胸を開いて両肩を壁にピタ

両腕を壁にぴったりくっつけるとき、
両肩も壁にぐっと押しつけて。
胸が開いて深く息を吸い込める。

NG

腰と壁のすき間が広い

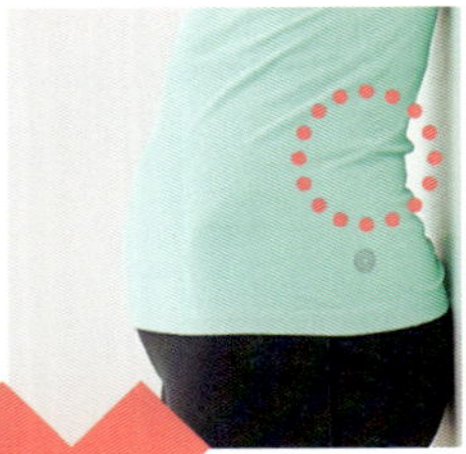

丹田を意識して

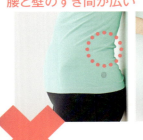

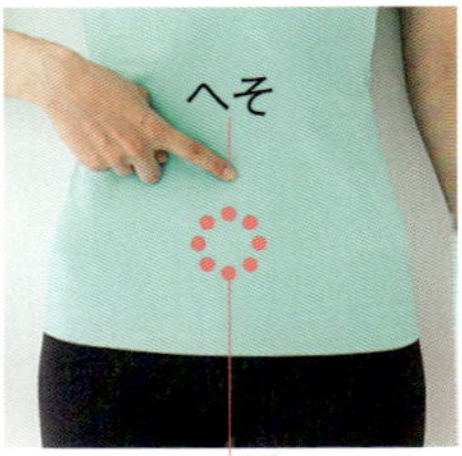

Point!

壁から離れるときにも腹筋をゆるめない

壁ピタがうまくできたのに、壁から体を離したとたん、姿勢がくずれてしまっていませんか？それは体幹に力が入っていない証拠。これは若い人にもよくあることです。壁から離れるときにもおなかをへこませつづけ、少しでも長く正しい姿勢を維持することで、体の中心の筋肉（インナーマッスル）がしっかりしてくるのです。

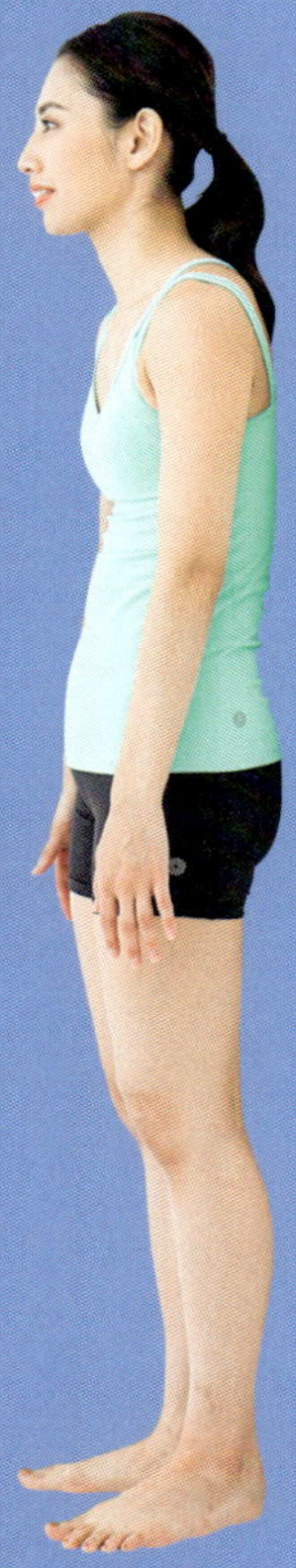

ひざ

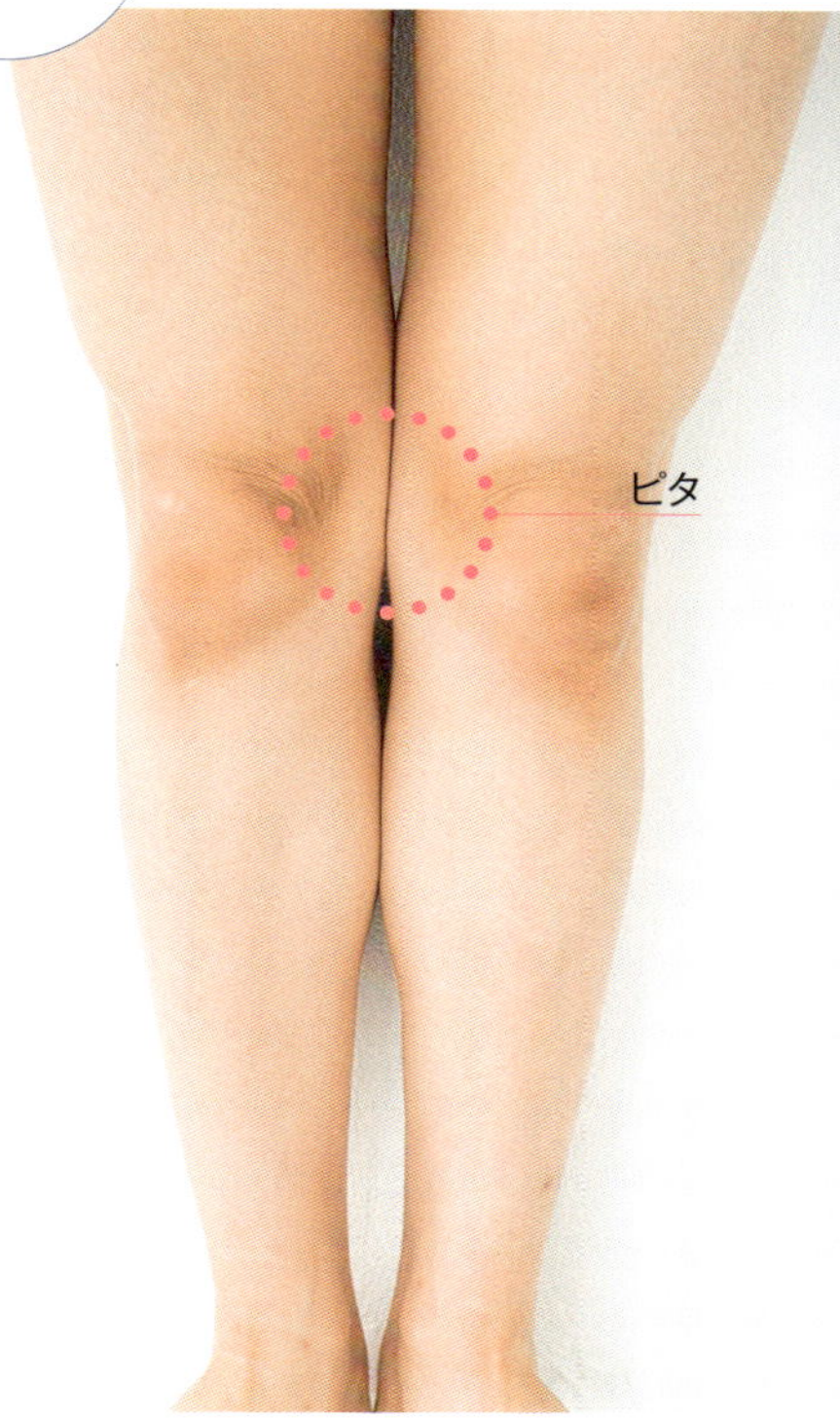

ひざとひざをピタ!
この姿勢でひざを寄せると
ももの内転筋が鍛えられ、
ひざ裏のばしにも貢献してくれる。

内ももに力を入れよう
ひざが開くのは
内転筋が弱いせい。
ひざ頭を少しでも寄せるよう
努力することで強くなる。

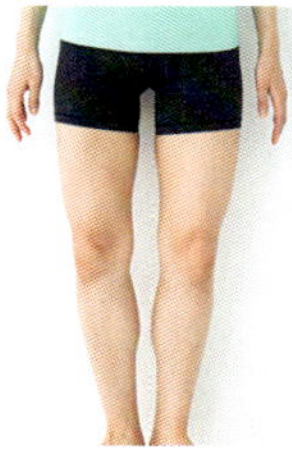

3 ワン・ツー・スリー体操

骨盤を支える筋肉を
瞬間的に緊張させる運動です。
相撲取りが土俵入りのときに体をたたくのは
緊張感と闘争心を高めるアドレナリンを出すため。
それを少しまねて、しこを踏むように
体を深く沈めてパンパンと体をたたきます。
自律神経がととのい、血流が改善していきますよ。
下半身も鍛えられますから
ひざ裏のばしにも大いに役立つのです。

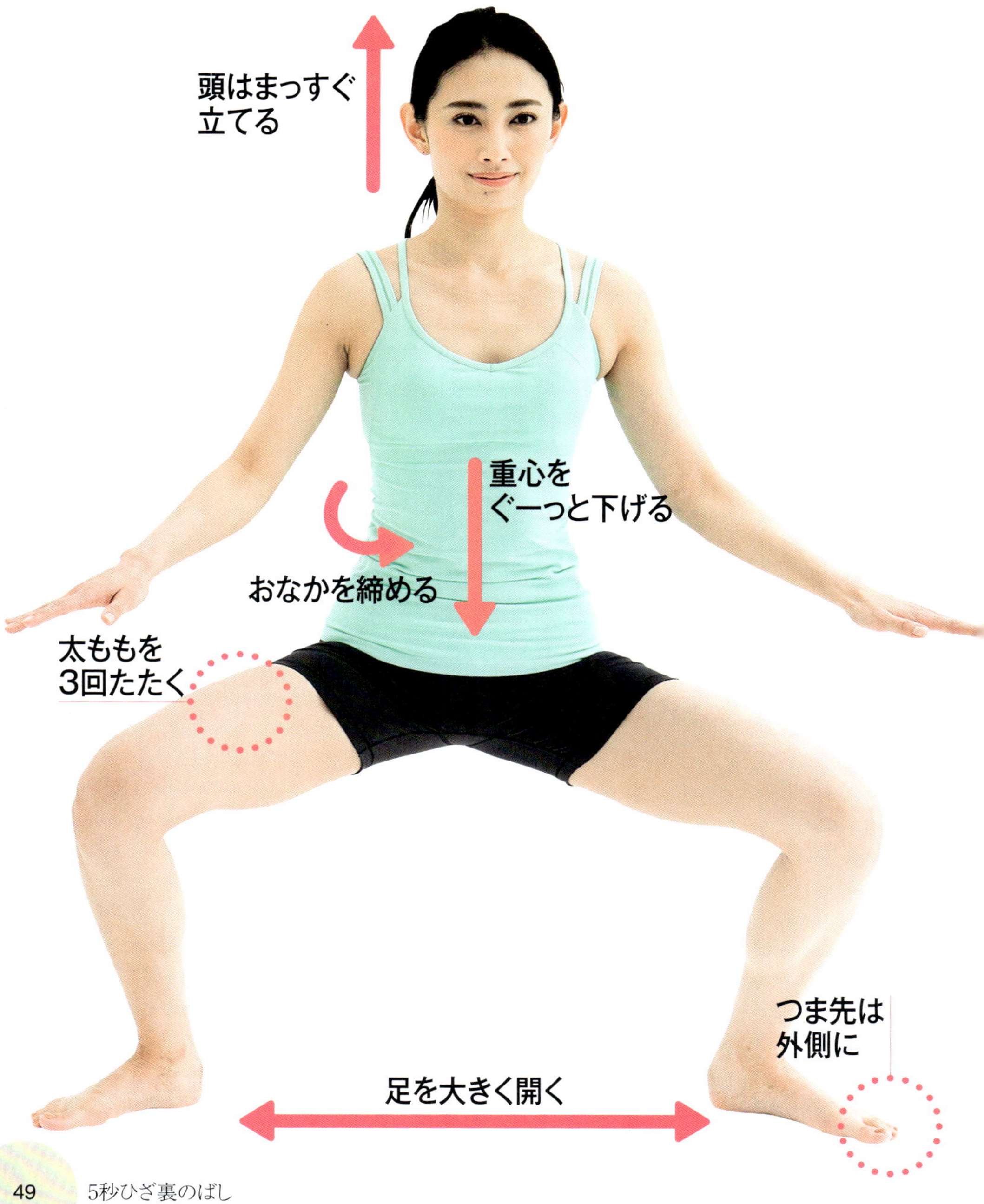
頭はまっすぐ
立てる
重心を
ぐーっと下げる
おなかを締める
太ももを
3回たたく
つま先は
外側に
足を大きく開く

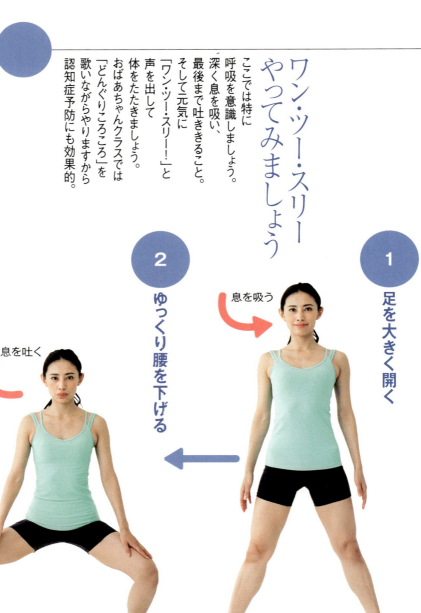

ワン・ツー・スリーやってみましょう

ここでは特に
呼吸を意識しましょう。
深く息を吸い、
最後まで吐ききること。
そして元気に
「ワン・ツー・スリー！」と
声を出して
体をたたきましょう。
おばあちゃんクラスでは
「どんぐりころころ」を
歌いながらやりますから
認知症予防にも効果的。

1 足を大きく開く

つま先は45度外側に
両足を大きく広げて立ったら
ゆっくりと深く息を吸い込む。

2 ゆっくり腰を下げる

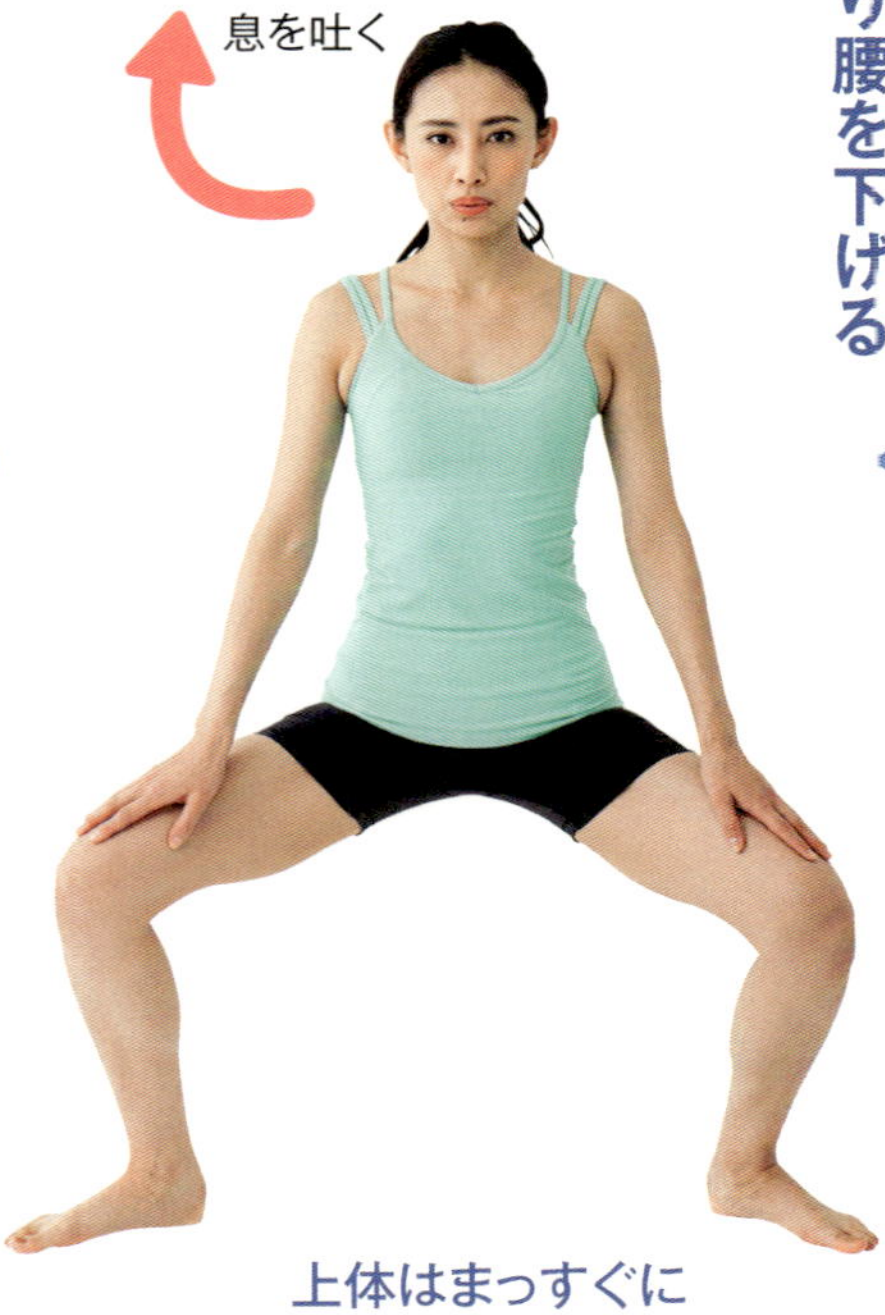

上体はまっすぐに
腰とおなかに力を入れたまま
息を吐きながらおしりを
真下に下げていく。

①〜④を3回くり返す

3

ももを3回たたく

＼ワン・ツー・スリー／

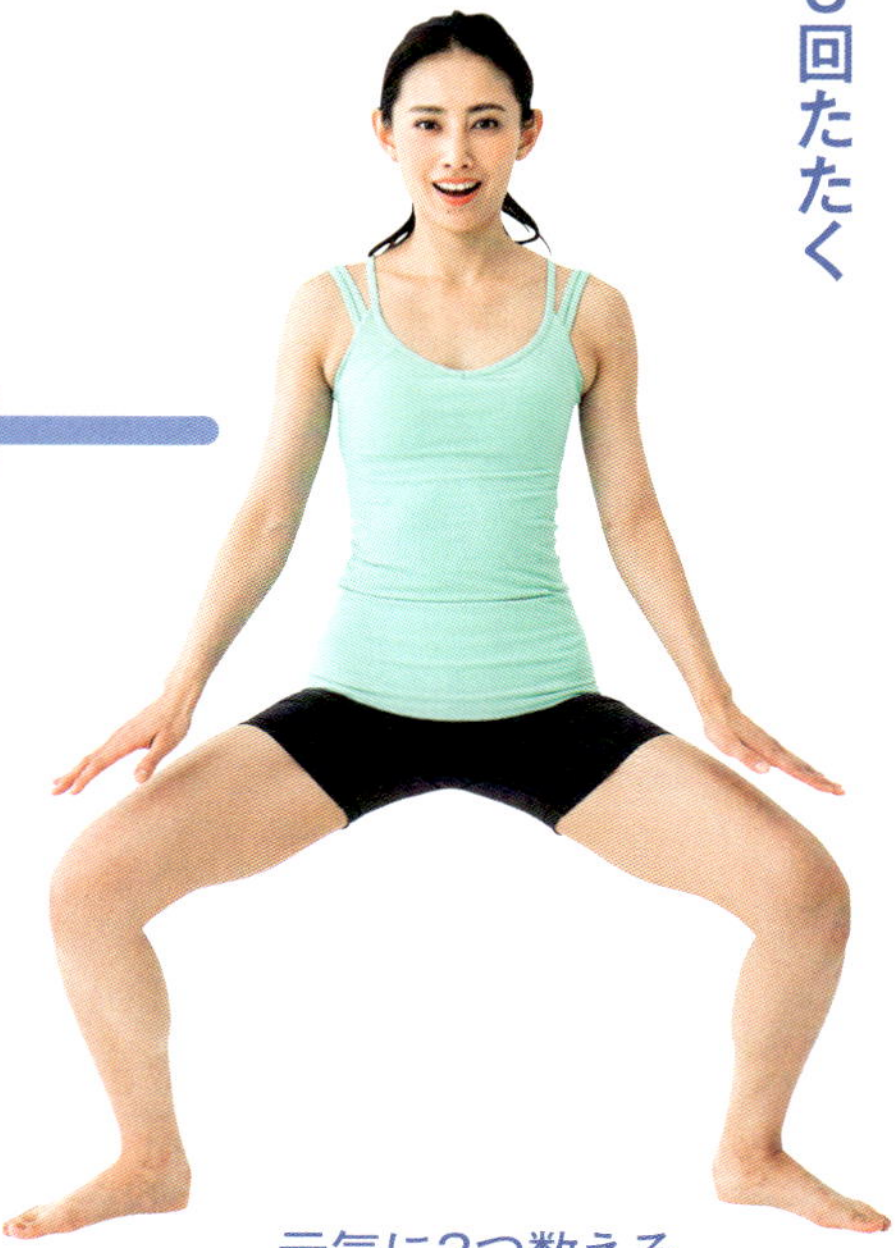

元気に3つ数える

その位置で息を止めて
「ワン・ツー・スリー」と言いながら
太ももを3回たたく。

4

立っておしりを3回たたく

＼ワン・ツー・スリー／

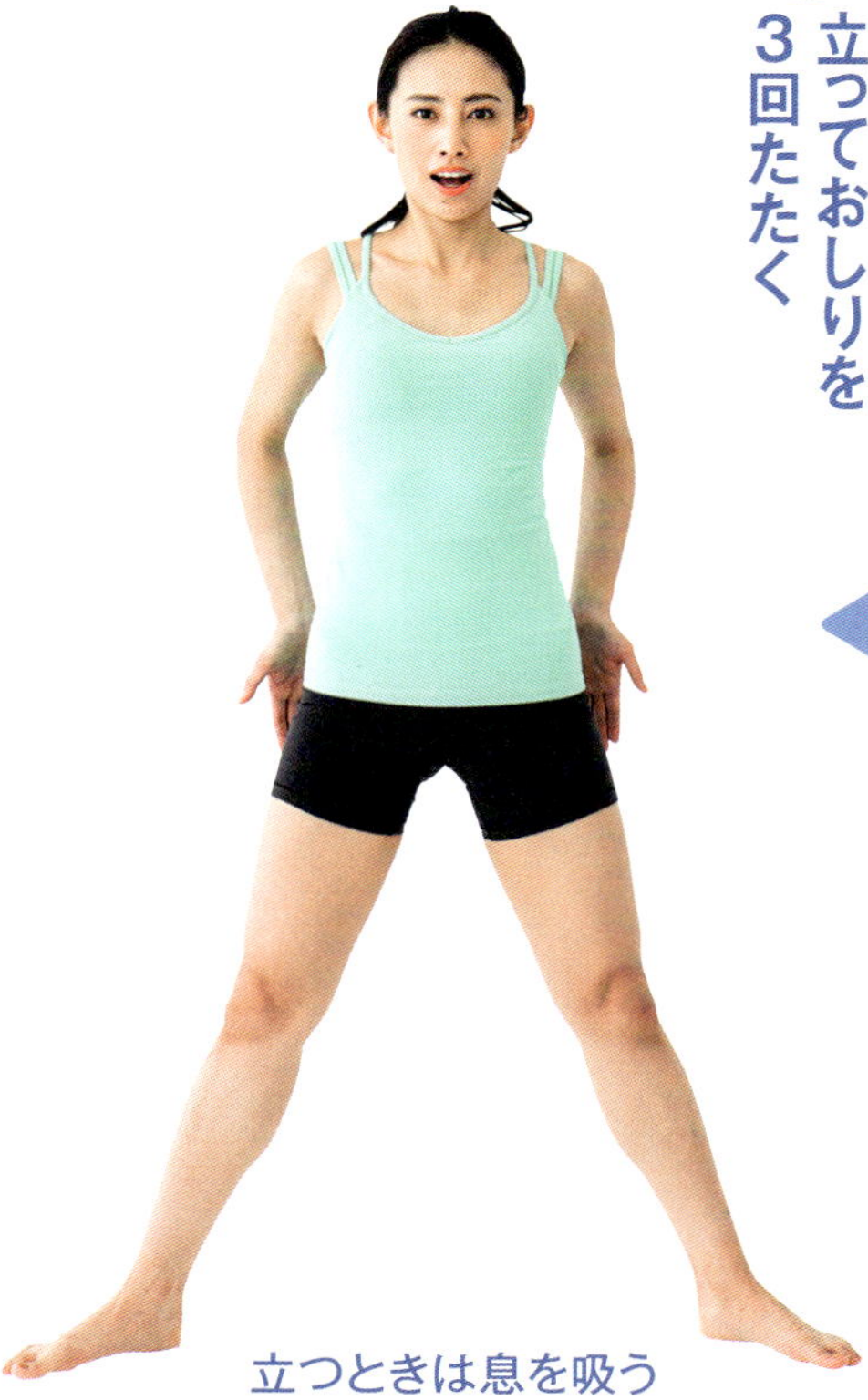

立つときは息を吸う

大きく息を吸いながら立ち、
「ワン・ツー・スリー」と言いながら
おしりを3回たたく。

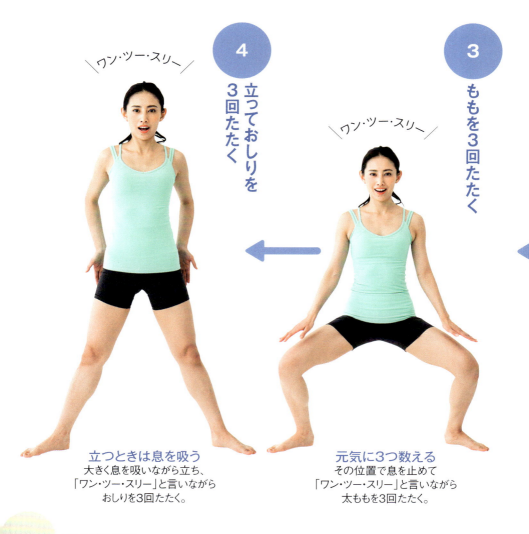

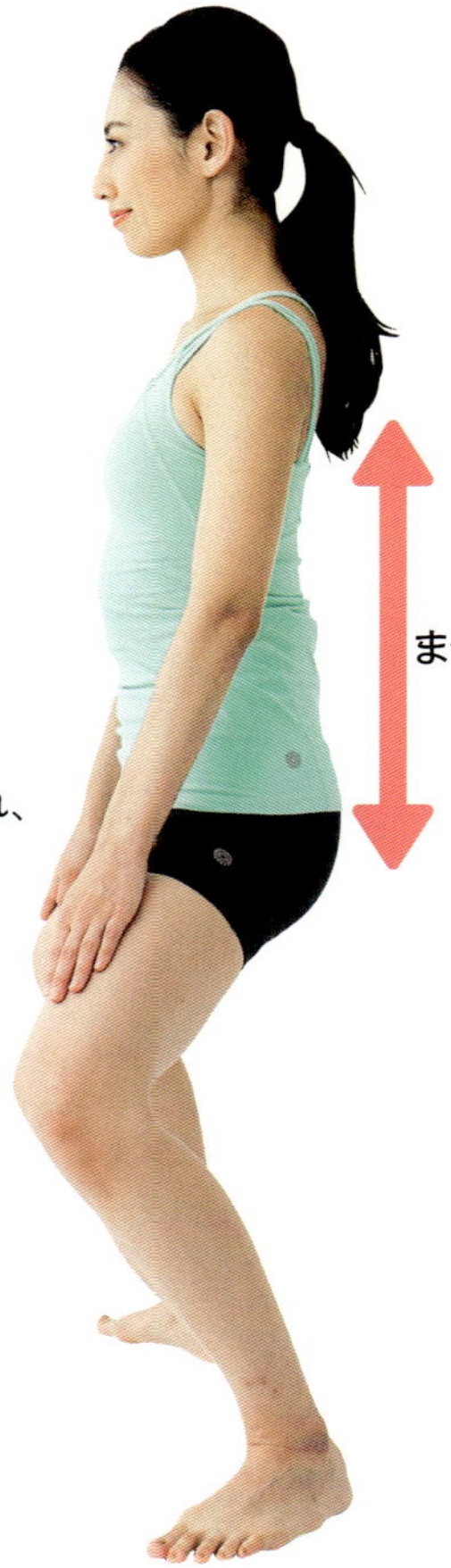

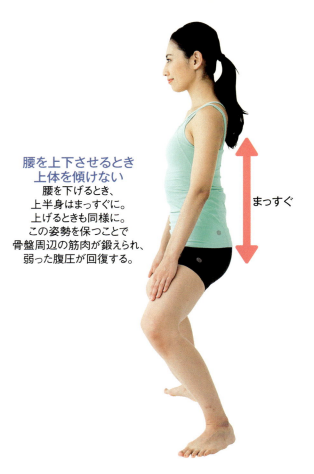

腰を上下させるとき
上体を傾けない
腰を下げるとき、
上半身はまっすぐに。
上げるときも同様に。
この姿勢を保つことで
骨盤周辺の筋肉が鍛えられ、
弱った腹圧が回復する。

ワン・ツー・スリー
ここを意識!

鏡を見ながら確認

前や後ろに傾いてしまうと
腰痛やひざ痛の原因に。
横で家族にチェックしてもらうか
鏡を見ながら確認を。

Point!

無理して
腰を下げすぎないで

スクワットなどの運動と同様、ひざに負担がかかる動きでもあります。沈み込む深さを調節しながら「気持ちがいい」と思うところでストップを。

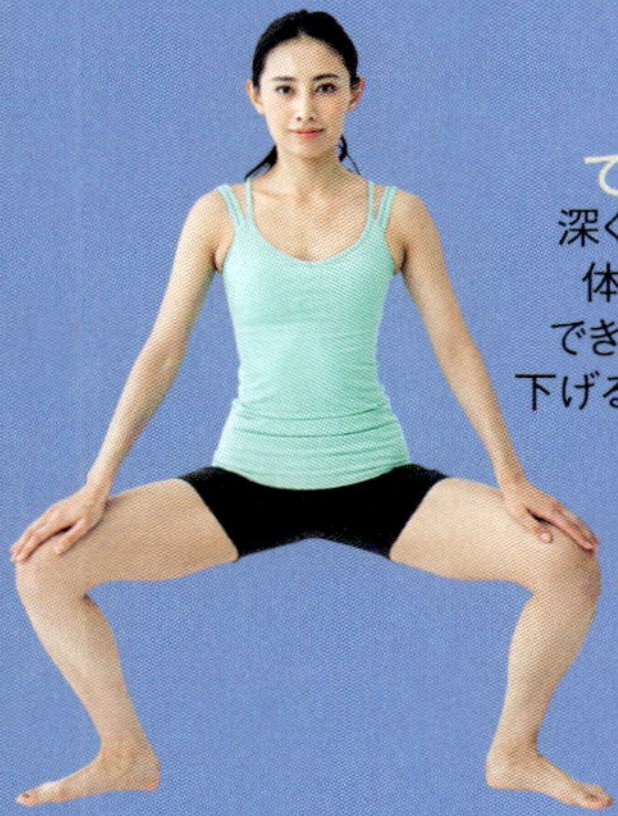

できる人は深く
深く沈むほど下半身と
体幹が鍛えられる。
できる人はしっかり腰を
下げると効果が出やすい。

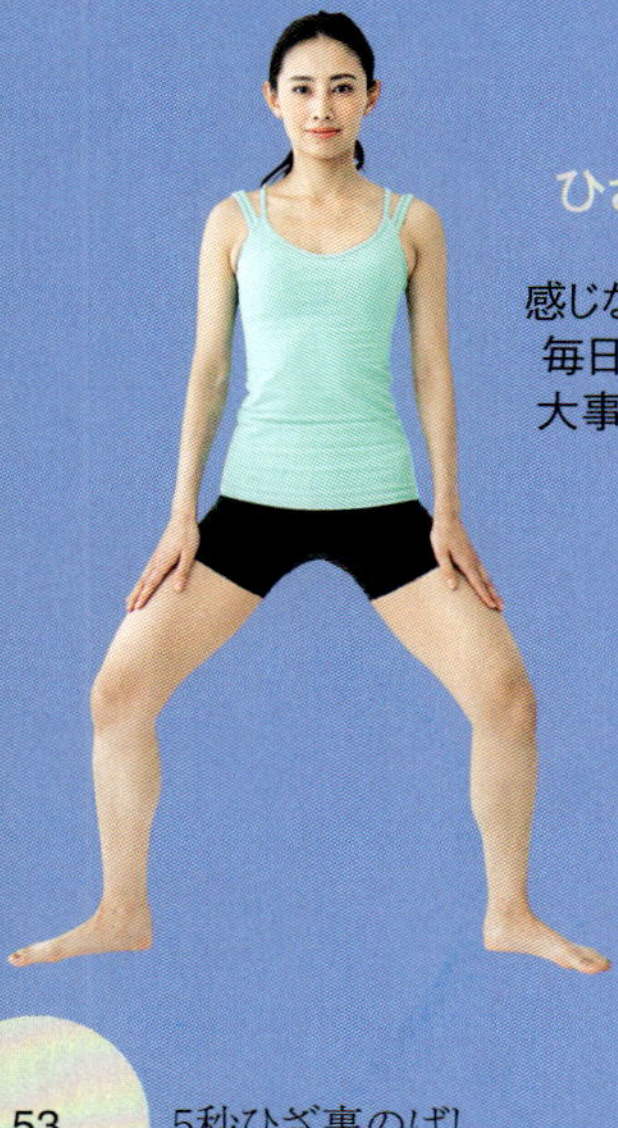

ひざ痛さんは浅く
ひざに痛みを
感じないところでストップ。
毎日つづけられることが
大事なのでムリは禁物。

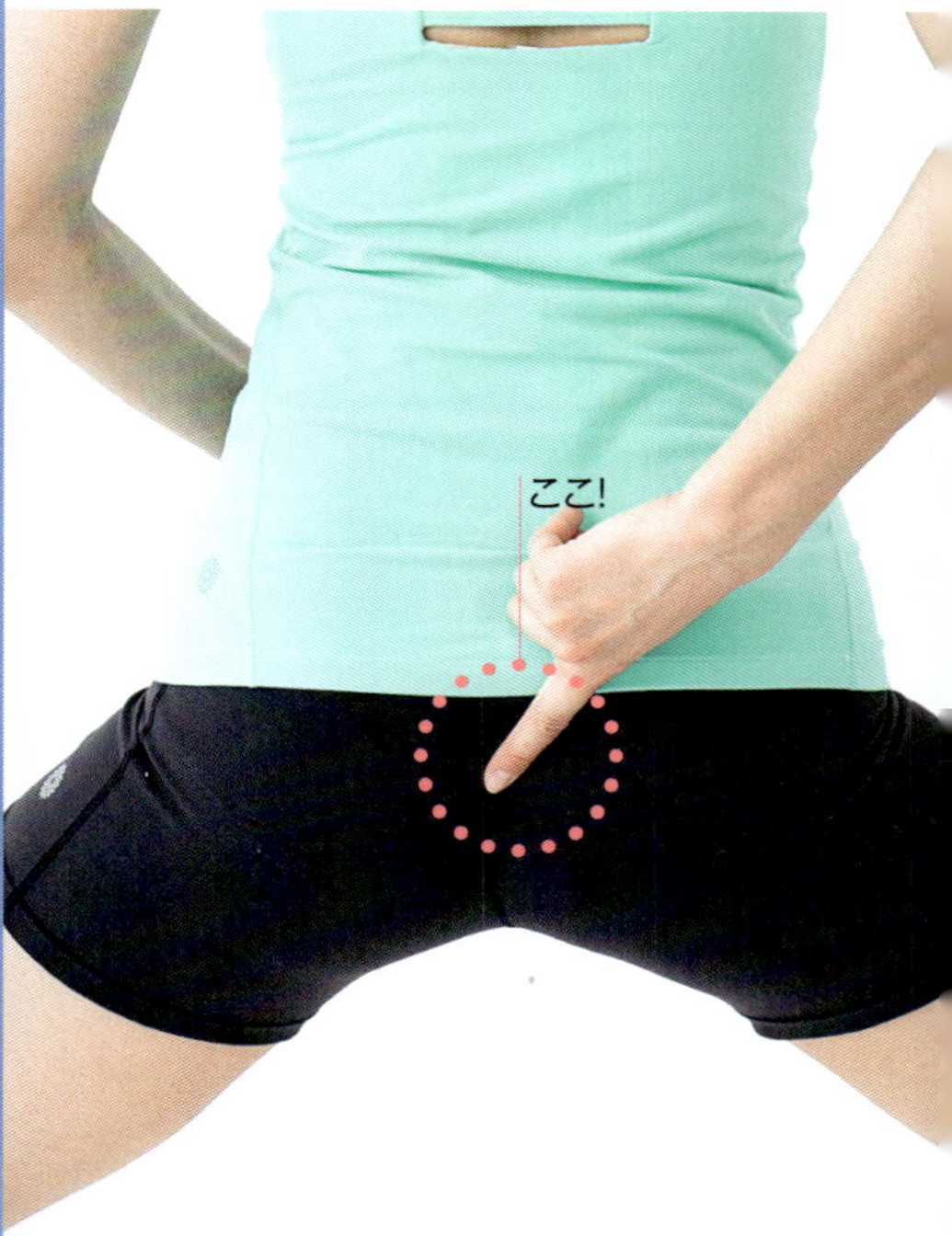

尾てい骨を意識しよう
体操を始める前に
指先で尾てい骨にふれてみて。
この骨をまっすぐ
上下させるつもりで行うと
体が傾きにくくなる。

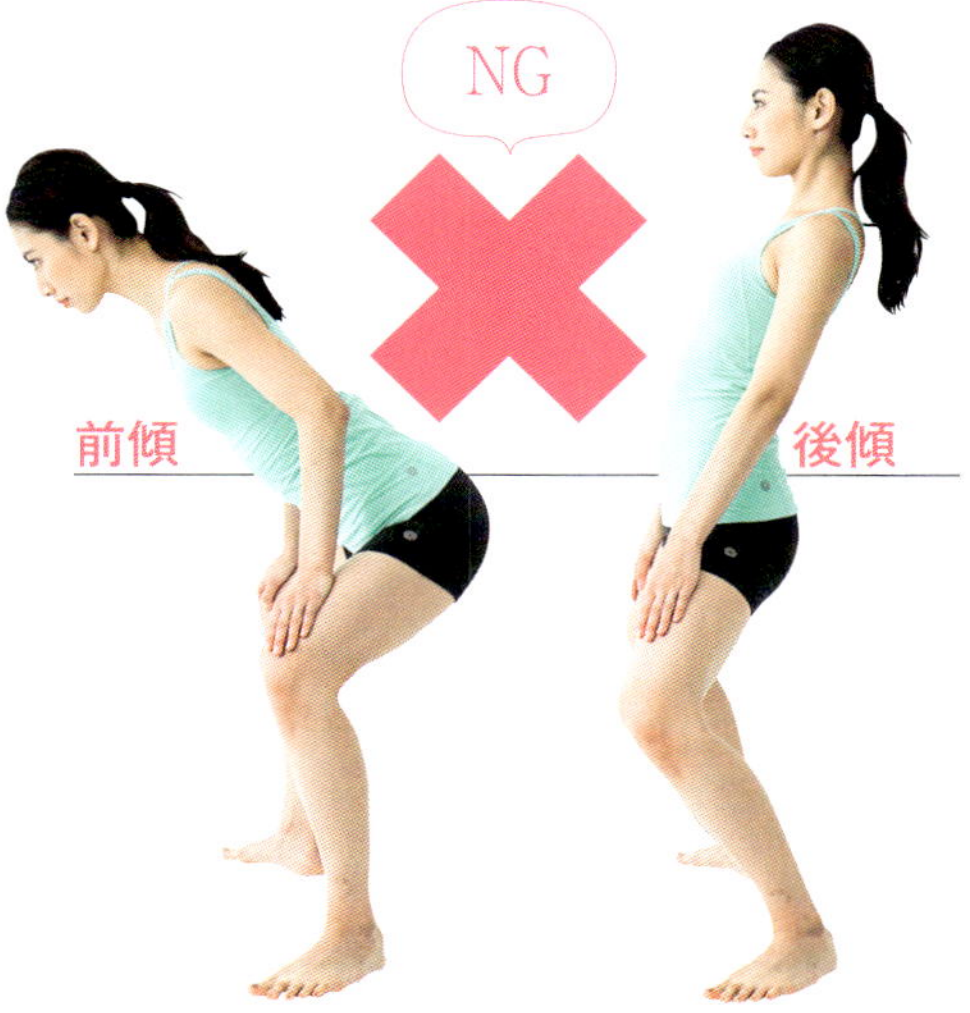

壁ドン、壁ピタ、1・2・3は

健康維持の“万能薬”

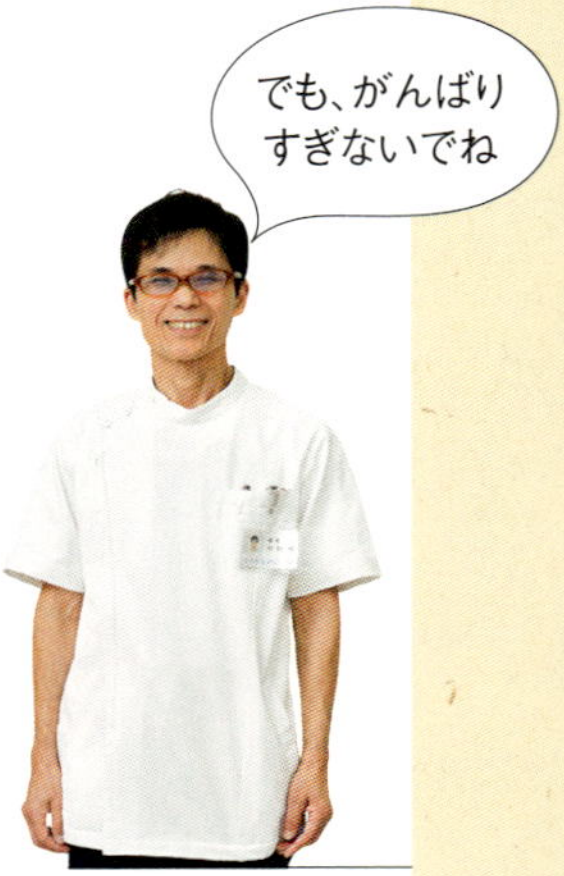

1日3分が無理なら5秒でもOK

3つの運動、いかがでしたか？　簡単ですから、ここで紹介した回数をやっても、1つ1分ほどしかかかりません。もっと短時間でやりたいなら、気が向いたときに下のワンポーズだけ行いましょう。これなら5秒。それでも効果があります。

「壁ドン」は、ひざ裏とともに両足の裏側の筋肉や背中の筋肉、体幹などを鍛えます。

「壁ピタ」は体幹の筋肉を緊張

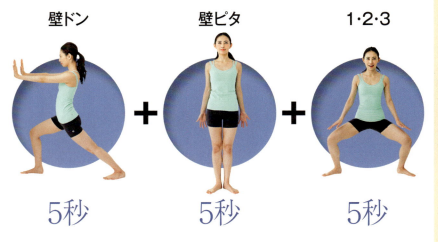

壁ドン

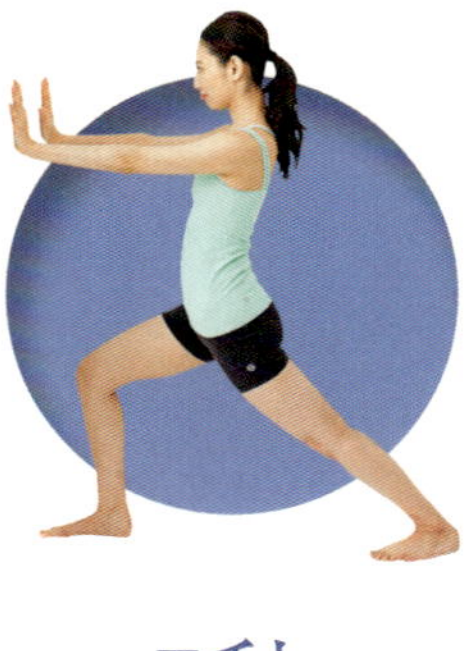

5秒

＋

壁ピタ

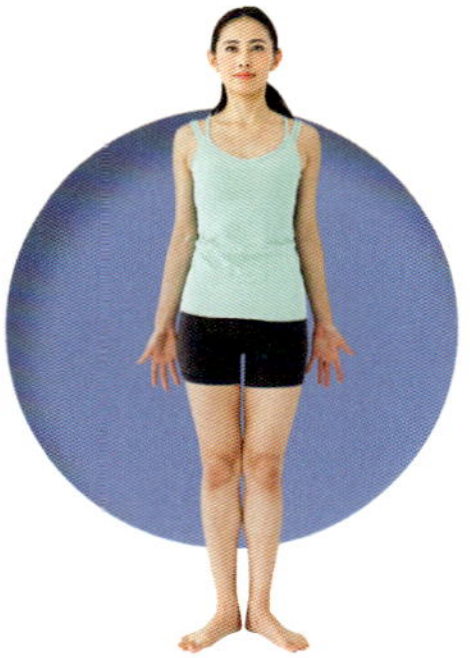

5秒

＋

1・2・3

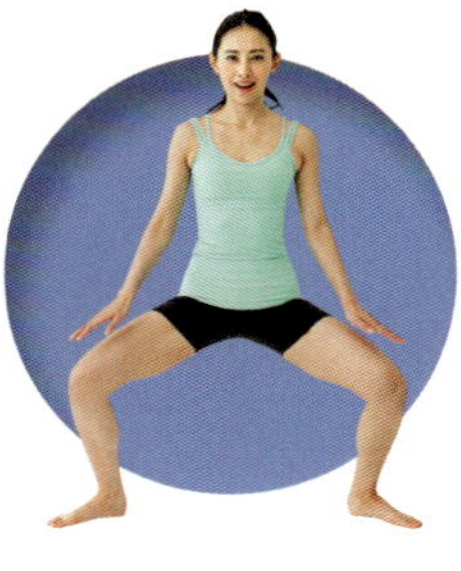

5秒

ベストタイミングはお風呂上がり

ストレッチ効果が出やすいのは
お風呂上がりです。
体があたたまり、
のびやすくなっているので
このタイミングをのがさないことです。
それ以外でも、行う時間や
タイミングを決めて
習慣にしてしまいましょう。

させつつ、ひざと深くかかわる太ももの筋肉（ハムストリングス）や内転筋を引き締めます。「1・2・3」は股関節をやわらかくする効果がありますし、深い呼吸のレッスンにもなります。

3つセットで行うことで、ひざ裏を中心にした全身の筋肉が、本来の動きや強さをとり戻していくのだとご理解ください。

そしてこれをつづけるうちに、少しずつ体調が変化するはずです。そしてあるとき「最近、痛みがない」「なんとなく調子がいい」と気づくのです。なぜそうなるのでしょうか。次のページからくわしく説明しましょう。

「気持ちいい」と感じるところでストップ

ひざ裏をしっかりのばして
鍛えることは大切ですが、
ひざ裏はとてもデリケートな部分。
がんばりすぎると痛めてしまう
可能性もあります。
のばして「気持ちがいい」と
感じるところで
やめておきましょう。

「3日→3週間→3カ月→毎日」をめざす

最初はみんな張りきるのですが、
すぐ飽きてしまっては
意味がありません。
「まずは3日つづけよう」と決意して、
つづいたら次は3週間、
その次は3カ月をめざします。
3カ月つづくと、それは
「習慣」になるのです。

壁ドン
壁ピタ
1・2・3で

呼吸が変わる！

深い呼吸が健康の土台。「吸う」より「吐く」を意識して体操しよう

　呼吸の浅い人がふえています。現代人はストレスによって自律神経が常に緊張しているため、肺を動かす横隔膜の働きが悪くなっているのです。

　肺は本来、ゴム風船のように上下左右にふくらむのですが、肺を下で支える横隔膜がかたいと上半分しかふくらまなくなってしまいます。さらに運動不足や加齢で背中や肩が丸くなっていると、肺の上部も圧迫されてふくらみにくくなります。これこそが、呼吸が浅くなる原因です。

　とはいえ「毎日、深呼吸しな

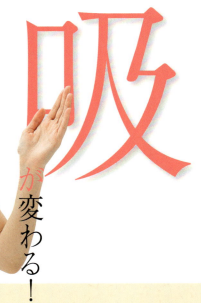

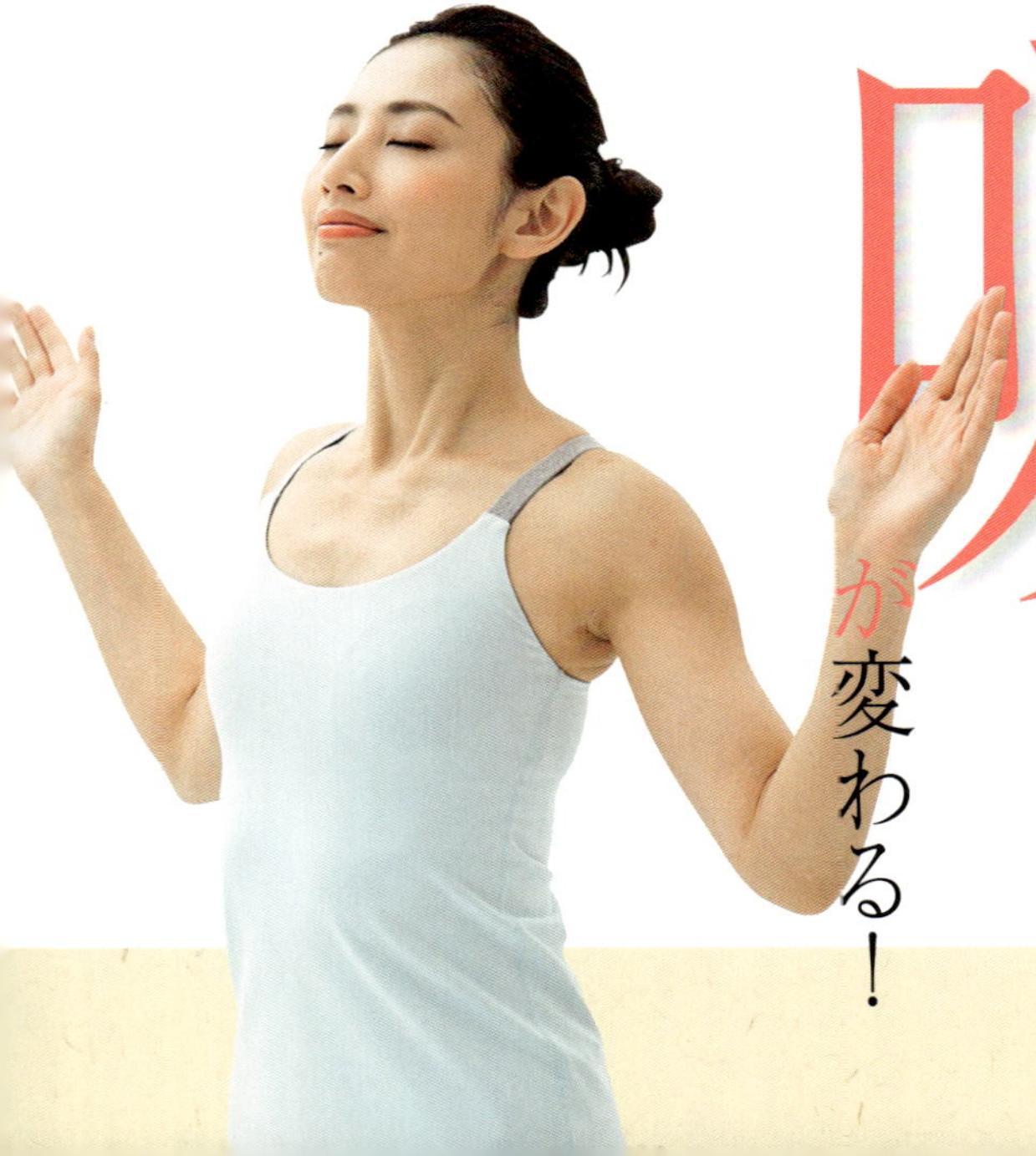

体操しながら呼吸を意識して!

さい」と言ってもむずかしいですよね。そこで役立つのが、3つの体操です。深く呼吸しながらゆっくり動くので、自然に正しい呼吸が身につきます。腹圧を高める運動も多いため、横隔膜の動きがよくなって肺がふくらみやすくなるのです。

また、ヨガでは「吸う」より「吐く」ことを重視します。最後までしっかり息を吐ききってから吸うように心がけてほしいものです。

呼吸が改善すると体内の酸素がふえ、自律神経のバランスがととのい、血行がよくなります。「体調がよくなった」と感じるのはそのせいです。

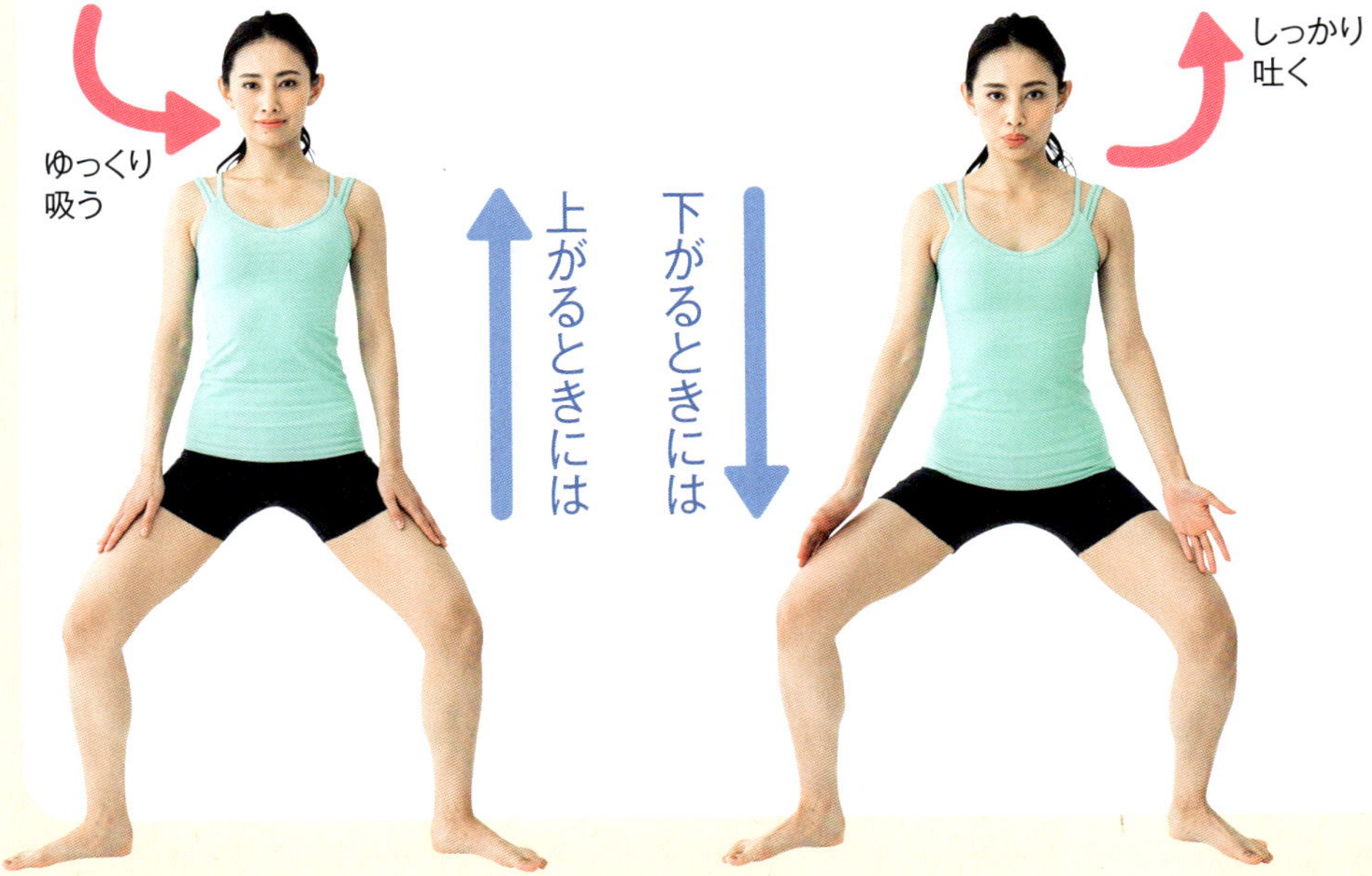
ゆっくり
吸う
上がるときには
下がるときには
しっかり
吐く

壁ドン
壁ピタ
1・2・3で

脳に効く！

下半身の筋肉を鍛えることで脳はよみがえる

音楽、絵画、ドリル、塗り絵、折り紙……「ボケ防止」といわれることはいろいろありますが、医学的根拠（エビデンス）があるのは運動だけです。認知症前段階（ＭＣＩ）の半数は、運動などの生活習慣の改善で回復することもわかってきています。

なぜ、運動が認知症予防になるのでしょう。一つは呼吸です。運動によって深い呼吸ができるようになると、体内の臓器に行き渡る酸素の量がふえます。

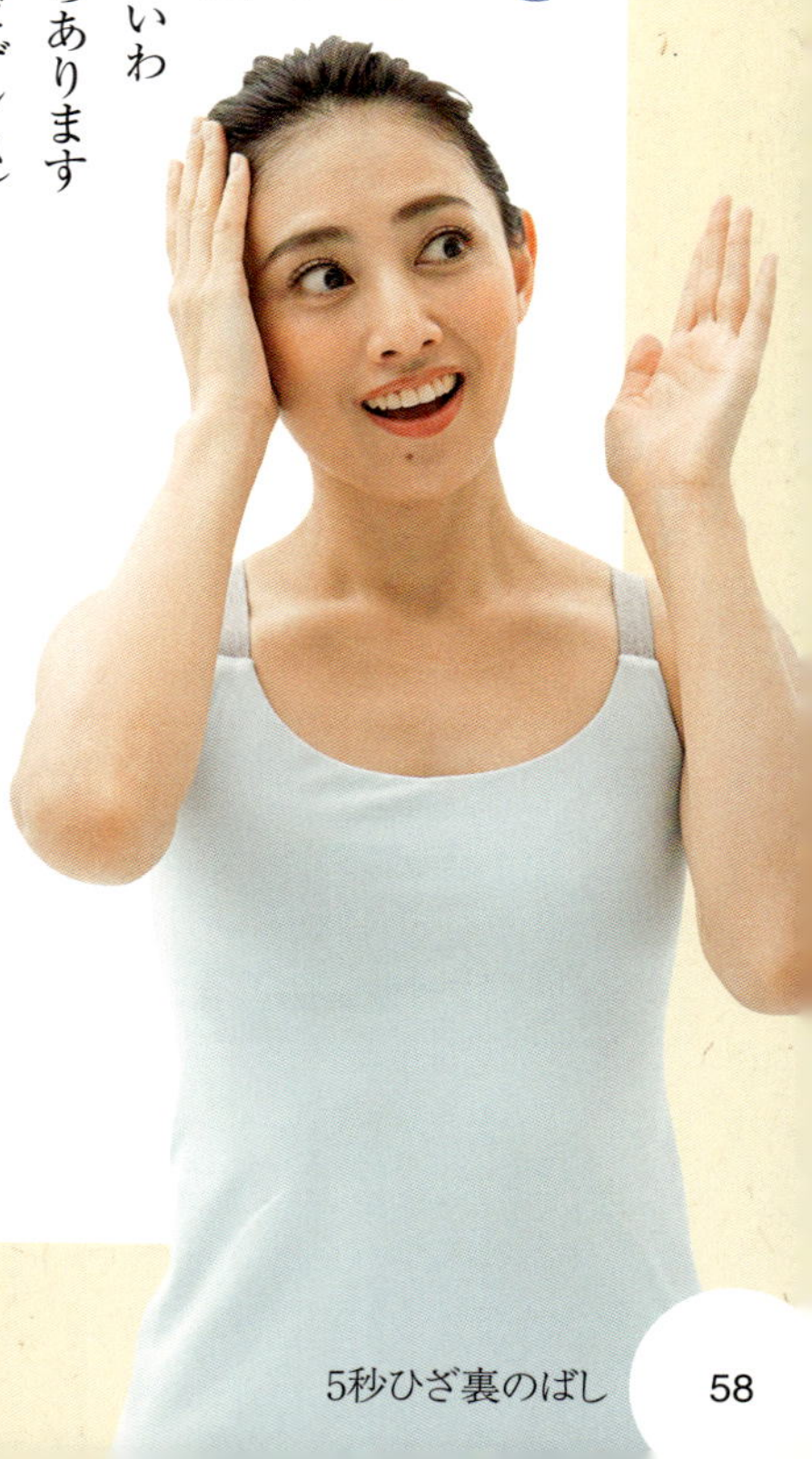

「長谷川式簡易知能評価スケール」の数値がのきなみ上昇！

認知機能を客観的にはかる検査方法のひとつに、「長谷川式簡易知能評価スケール（HDS-R）」があります。全部できれば30点、20点以下は認知症の疑いがあるとされます。

臓器の中で最も酸素を使うのが脳なので、酸素がふえると働きもよくなるのです。
また、下半身の筋肉を鍛えることも効果的です。太ももの大腿四頭筋やハムストリングスを使って運動すると、筋肉から「マイオカイン」というホルモンの一種が分泌されます。この物質にはアンチエイジング効果があり、アルツハイマー型認知症を予防することも知られています。運動しながら歌ったり、人の動きを見てまねたりすることも、脳を働かせる効果があります。「ボケたくない」「老けたくない」と思うなら、3つの運動は最適なのです。

全員
80代です

アンチエイジングヨガのメンバー

	初回数値	2〜3年後の数値
Aさん	19	30
Bさん	18	22
Cさん	20	28
Dさん	20	25
Eさん	23	27
Fさん	18	22

3年ほど前から、私のヨガ教室に通う80歳以上のかたにも、1年に一度このテストを受けてもらっています。その結果、驚くべきことがわかりました。ほとんどの人が、最初に検査したときより点数が上がっているのです。しかも20点以下はいなくなりました。ヨガが脳にいい影響があることの証明ですよね。

壁ドン
壁ピタ
1・2・3で
腸に効く！

体幹がしっかりして
腹圧が高まると
内臓は元気になる

近年、腸の研究は急速に進み、腸にはさまざまな役割があることが知られてきました。たとえば、体の免疫細胞の7割が腸に存在し、アレルギーと深くかかわっていること。たとえば、幸福感を生み出すホルモンのセロトニンは主に腸でつくられるため、うつ病などとの関係も深いこと。そのため「第二の脳」ともいわれていること……。

私自身、長い間アレルギー疾患やうつ傾向で苦しんで

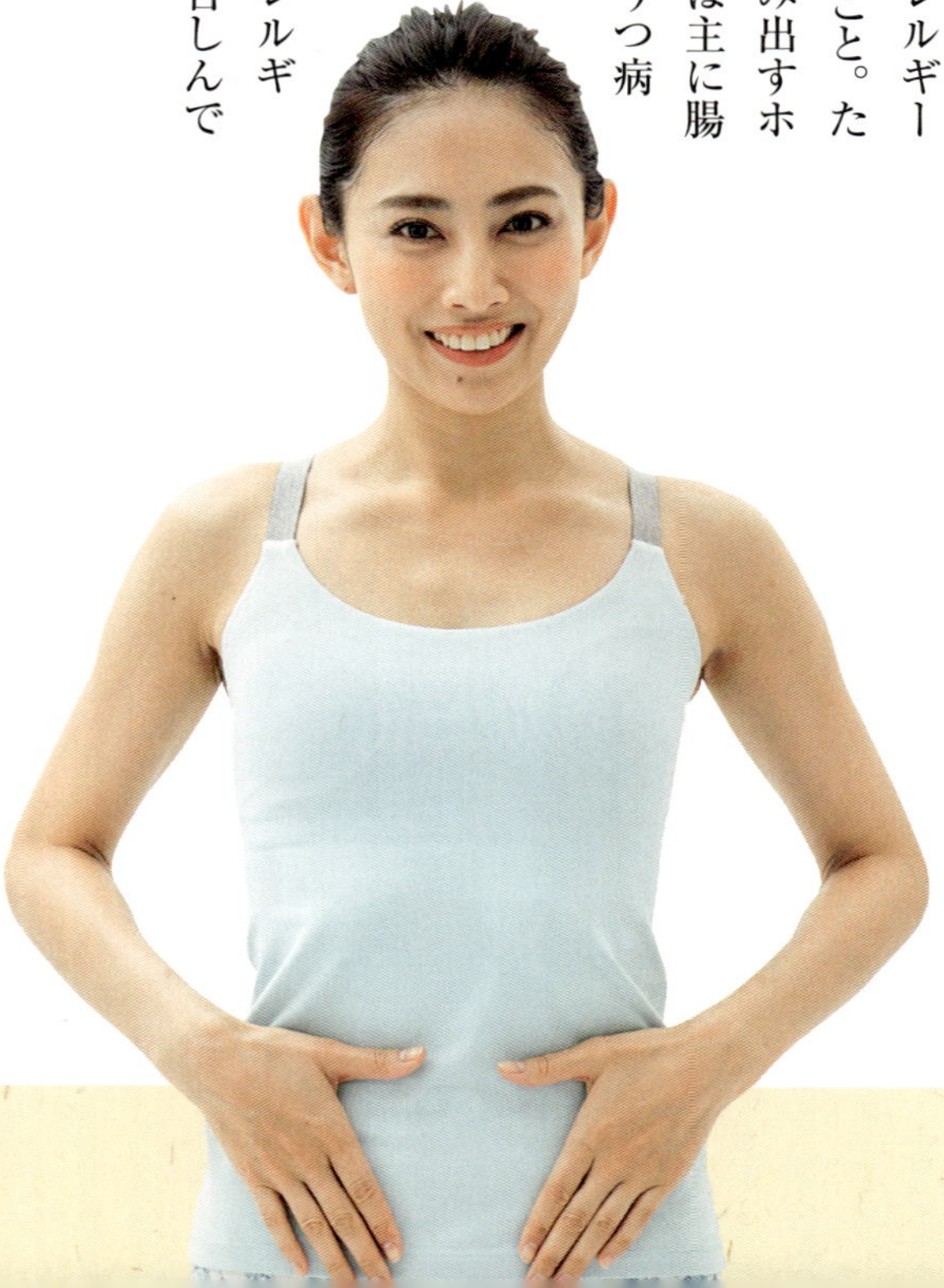

いましたが、ヨガを始めて腸がきれいになったとたん、さまざまな症状が改善したのです。

　ではなぜヨガで腸がきれいになったのでしょう。私は、体幹が鍛えられたためだと考えています。体幹がしっかりすると、腸などの内臓を包む腹膜にかかる圧力（腹圧）が高まります。すると腸に送られる血液の量がふえ、腸の動きが活発になります。腸が動くようになると便秘が改善し、代謝がよくなります。排出力が高まるので腸はきれいになり、腸内細菌のバランスもととのいます。そのせいで免疫力もアップする――まさに、いいことずくめというわけです。

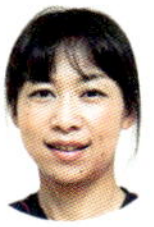

さちこさん（43歳）

弱い胃腸と冷え性がすぐ改善。ブリッジもできた！

　ずっと冷え性と便秘に悩まされ、「胃腸の動きが悪いなあ」と感じていました。川村先生に相談すると「ヨガをやれば元気になるよ」と言われ挑戦しました。ところが、実際にやってみると自分の体がかたすぎてビックリ！　それでもつづけるうちに肩まわりやひざ裏がやわらかくなり、ブリッジもできるようになりました。気がつけば、その年の冬は多少薄着でも冷えなくなっていたのです。胃の調子もよくなり、便秘も漢方薬との併用ですっかりよくなりました。

壁ドン
壁ピタ
1・2・3で

肩腰に効く！

体幹がしっかりするから肩や腰の負担が減って姿勢もまっすぐに！

肩こりや腰痛の原因はさまざまですが、最大の原因は姿勢の悪さにあると思います。姿勢をくずしているのが、「ひざ裏のかたさ」と「体幹の弱さ」です。姿勢をまっすぐに保って正しく立つことができれば、体にかかる重力は分散され、1カ所に負担がかかることはありませんし、筋肉もリラックスします。

ところが、ゆがんだ姿勢では腰や肩や首に負荷がかかり、筋肉が必要以上に緊張します。そのせいで血流が悪くなり、老廃

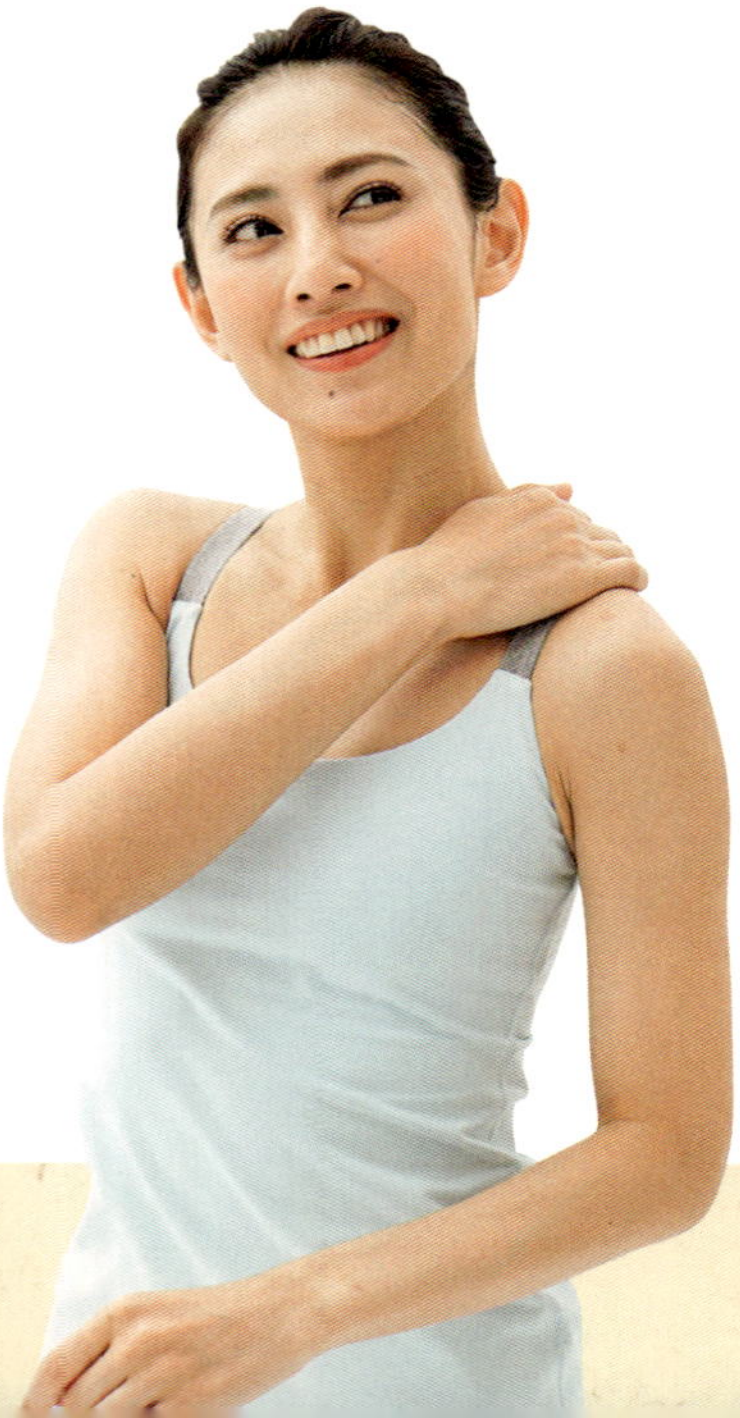

物がたまって痛みを生じます。さらに「痛いから動かしたくない」となると、さらに筋肉が硬直して姿勢が悪くなります。

この悪循環を断つには、勇気を出して筋肉を動かすしかありません。まずはゆっくり体をのばしながら、徐々に体幹の筋肉を強くしていくのです。

高齢者の場合、骨粗しょう症や圧迫骨折が原因で背中が曲がることが多いのですが、よく見るとひざも曲がっています。「まずはひざ裏をのばそう」と提案し、運動をすすめると、このような病気があっても背中はのびてくるのです。ひざ裏にはそれだけの力があるということです。

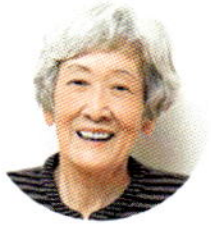

田所啓江さん（79歳）

洗濯物が干せないほど曲がっていた腰がのびた！

ずっと腰が痛くて、高いところに手が届かなかったんです。手をのばそうとしても、背中や腰が曲がっているので手が上に上がらない。困ったのは洗濯です。物干しざおに手がのびないので、干すのに苦労しました。

3年前からヨガ教室に通って「壁ドン」「壁ピタ」などの体操を家でもするようになったら、ちょっとずつ背中がのびてきました。ずっとできなかった「背のび」もできるようになり、いまでは洗濯物も干せます。スムーズに家事ができることがいちばんうれしいことですね。

壁ドン
壁ピタ
1・2・3で

血流に効く!

血圧や血糖値、血中コレステロール値が改善した人も続々と!

ひざ裏がしっかりのびて、体がやわらかくなってくると、「血液検査の数値が基準値内になった!」という人が続々とあらわれます。「不思議ですね」と言われるのですが、不思議ではありません。体がやわらかくなっているのですから当然です。

最近の研究で、体がかたい人は血管もかたく、動脈硬化になりやすいことがわかりました。

その原因は筋肉内のコラーゲン。運動不足などで筋肉内のコラー

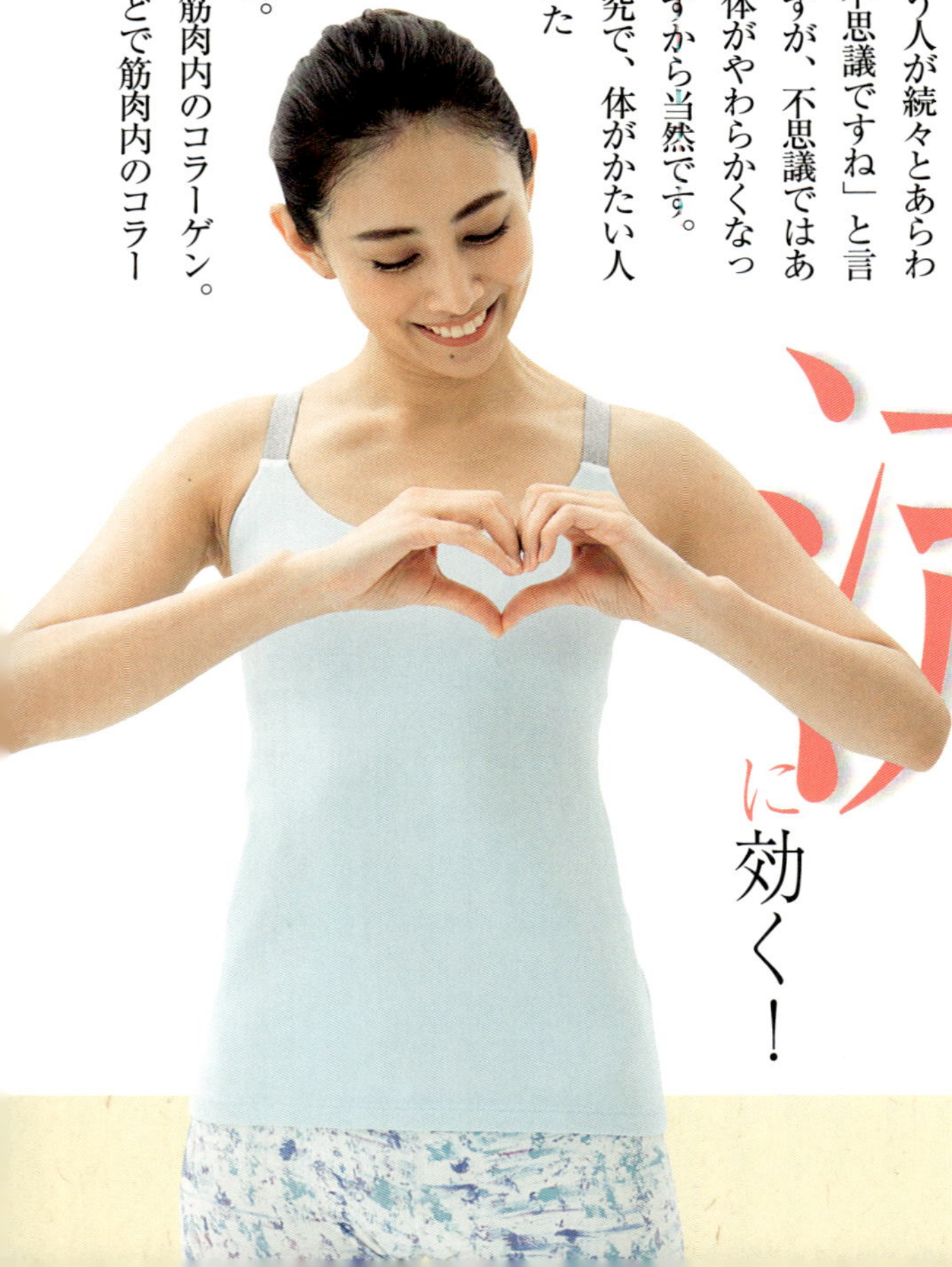

ゲンが固まってしまうため、血管も同じように弾力性を失います。それをほぐすのがストレッチ運動、つまり「ひざ裏のばし」なのです。血管がやわらかくなると血液の流れがスムーズになり、血圧も下がってきます。

　また、ひざ裏をのばすことで、同時にふくらはぎも鍛えられます。ふくらはぎは第二の心臓といわれ、血液を流すポンプの役割を果たしますから、血行改善に効果的なのです。さらに、59ページで説明した「マイオカイン」には、血糖値を下げ、脂肪を分解する力もあります。

「人は血管から老いる」といわれますが、ひざ裏のばしは血管を若返らせる運動なのです。

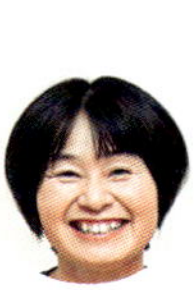

平田昌枝さん（52歳）

高血圧と更年期障害に苦しんだのがうそのよう

　イライラやうつっぽさに悩まされたのは40代前半のころ。血液検査で女性ホルモンが減少していることがわかり、ホルモン薬で治療をつづけました。40代後半になると血圧が高くなり、降圧剤を飲むことに。お薬なしで治療できないかと川村先生に相談したところ、ヨガをすすめられました。最初はかたかった体ですが、しだいにやわらかくなりブリッジができるまでに。気がつくと血圧は正常値になり、ホルモン薬を飲まなくても笑顔でいられるようになりました。

壁ドン 壁ピタ 1・2・3で美に効く!

ホルモン分泌がよくなりお肌もきれいに輝く!

3つの運動をつづけている人はみな「若くなった」と言われるそうです。姿勢がよくなり、さっそうと歩けるようになるせいで、実年齢より若い印象になります。でも、それだけではありません。深い呼吸や運動によって体内の酸素量がふえ、血流が改善するため、体の中の老廃物が排出されます。酸素がふえると、肌の新陳代謝も活発になります。きれいになる人が多いのはそのためです。自律神経の働きもよくなるので、睡眠の質もよくなります。体が内側からきれいになっていくのです。

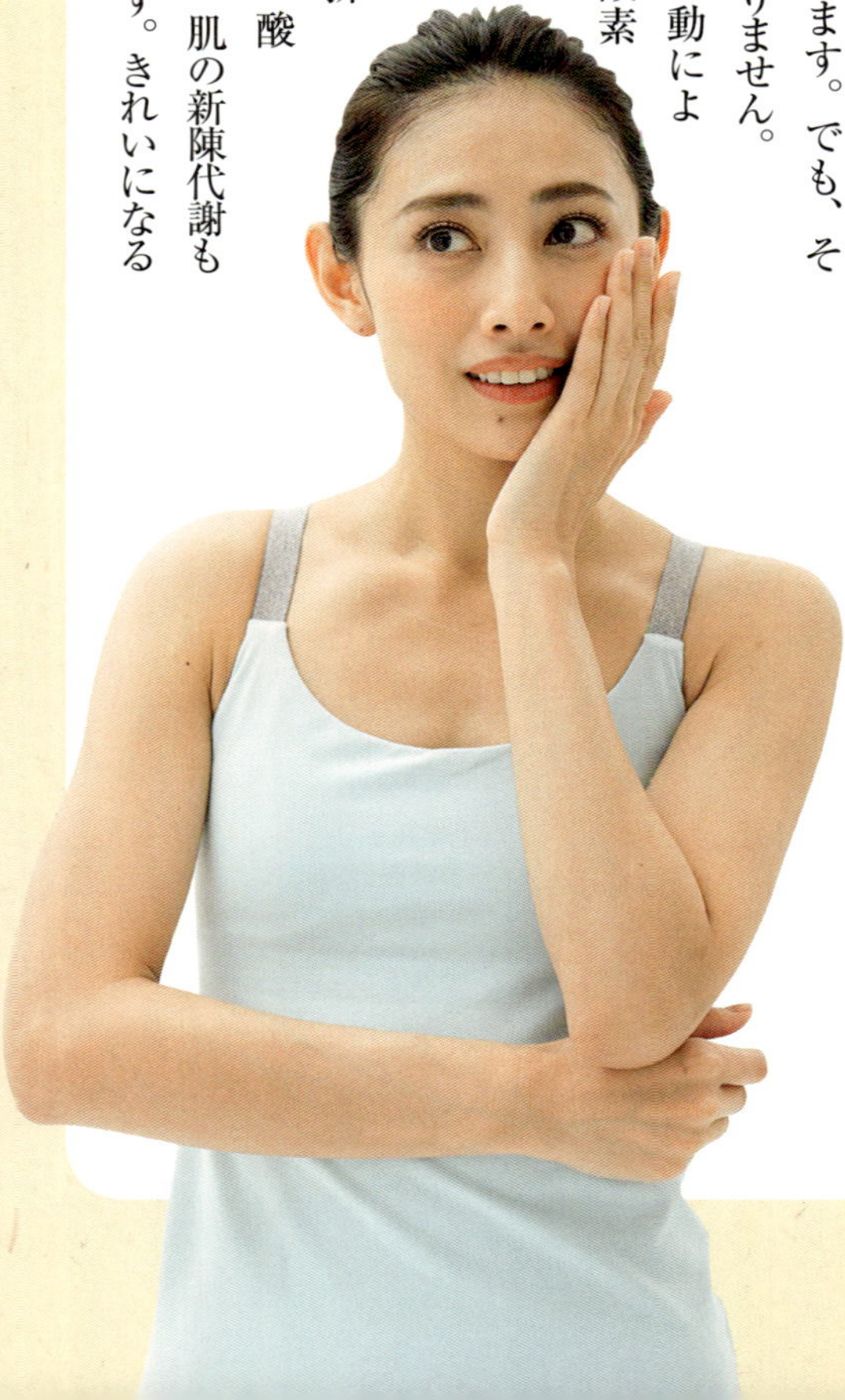

PART 3

体の
かたさ別
プラスα
ストレッチ

体のかたい人と
やわらかい人では
やっておきたい運動が違います

Check1

ひざ裏のやわらかさ

「私のひざ裏、ホントにのびているの?」
と気になる人も多いことでしょう。
客観的に知りたいときには下のポーズで
ひざ裏のやわらかさをチェック。
この姿勢になるだけでも
ひざ裏のばしのストレッチ効果が
ありますよ。

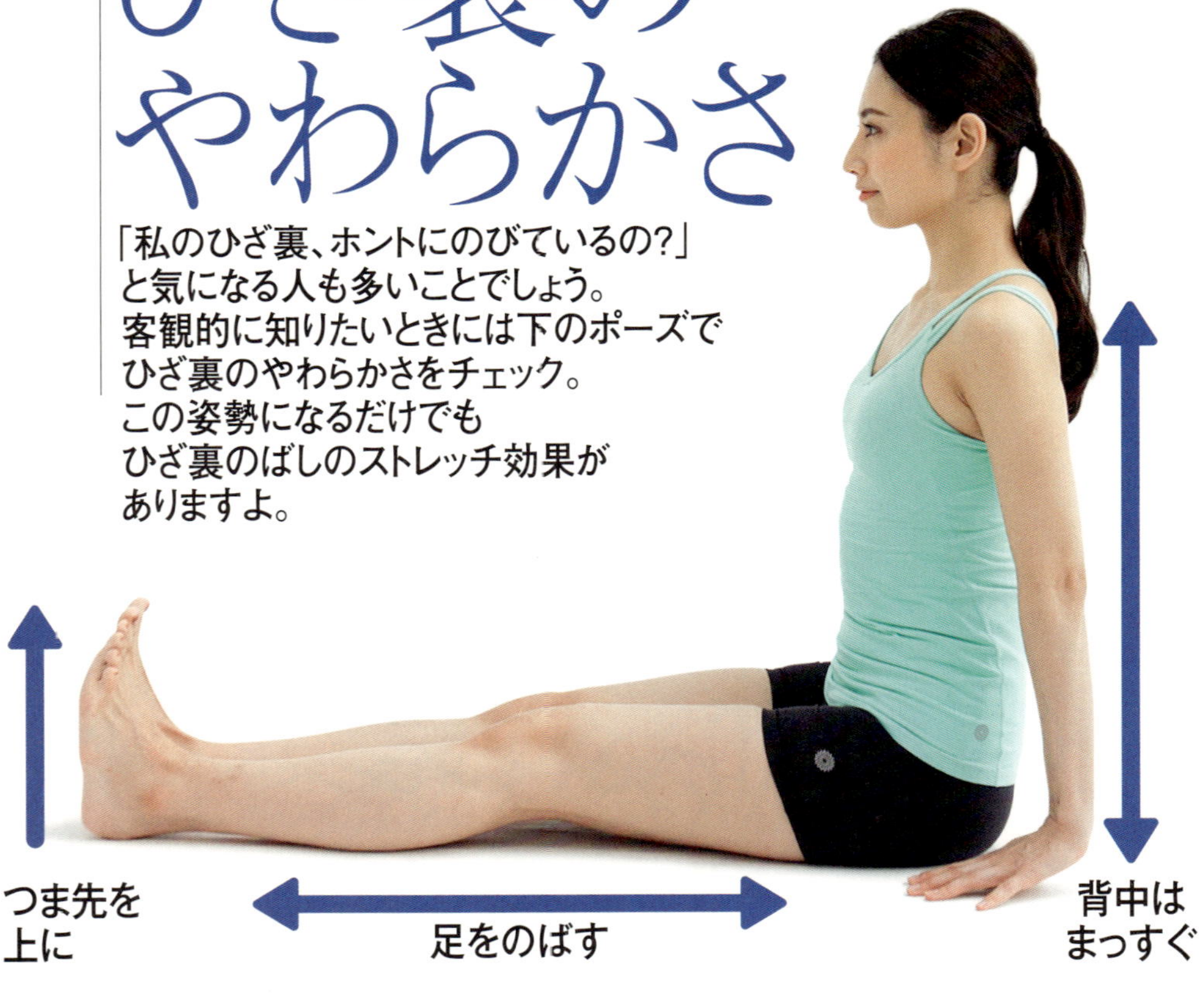

Check

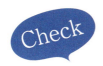

ひざ裏と床のすき間は何センチ？

上体と下半身が直角になるように座ったとき、ひざ下にどれくらいすき間ができるか確認を。

やわらかさん

すき間は2センチ以下

ひざの下のすき間が、手のひらがようやく入るくらいならOK。ひざ裏がやわらかいと、太ももやおしりの筋肉もよく動きます。

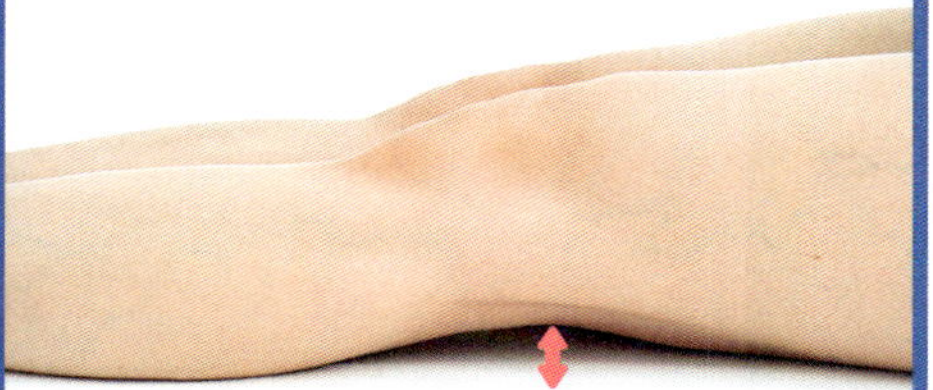

ややカタさん

イエローカード

すき間は2～5センチ

ひざと床の間にテレビのリモコンがスッと入ってしまうなら要注意。ひざ裏はまだかたいですね。つまずきやすくなっていませんか？

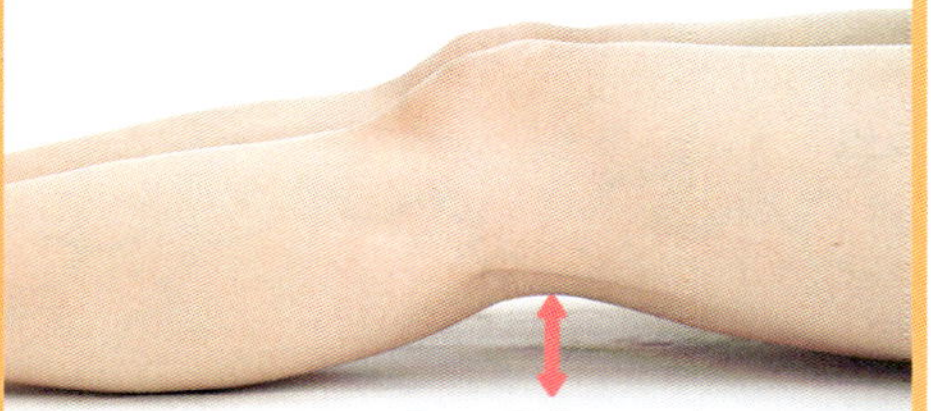

カタすぎさん

レッドカード

すき間は5センチ以上

倒したペットボトルがすき間にはまるなら危険信号。ひざ裏だけでなく、ふくらはぎやももの筋肉もかたくなっているかもしれませんよ。

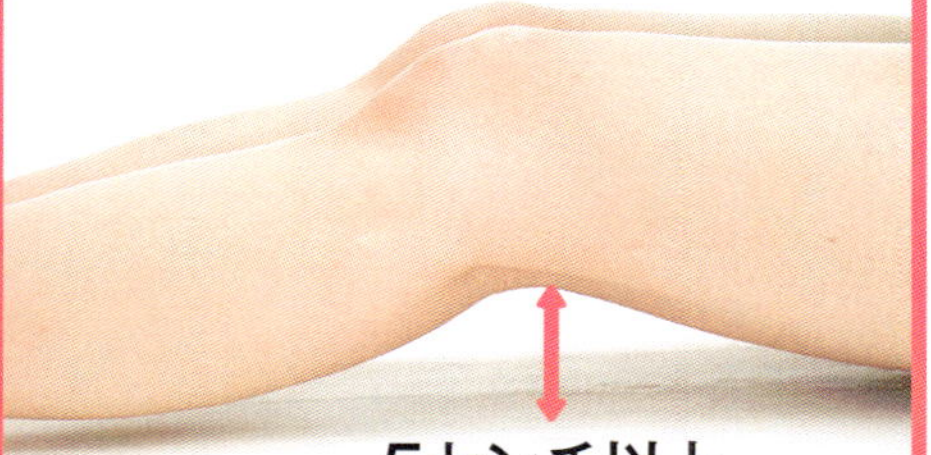

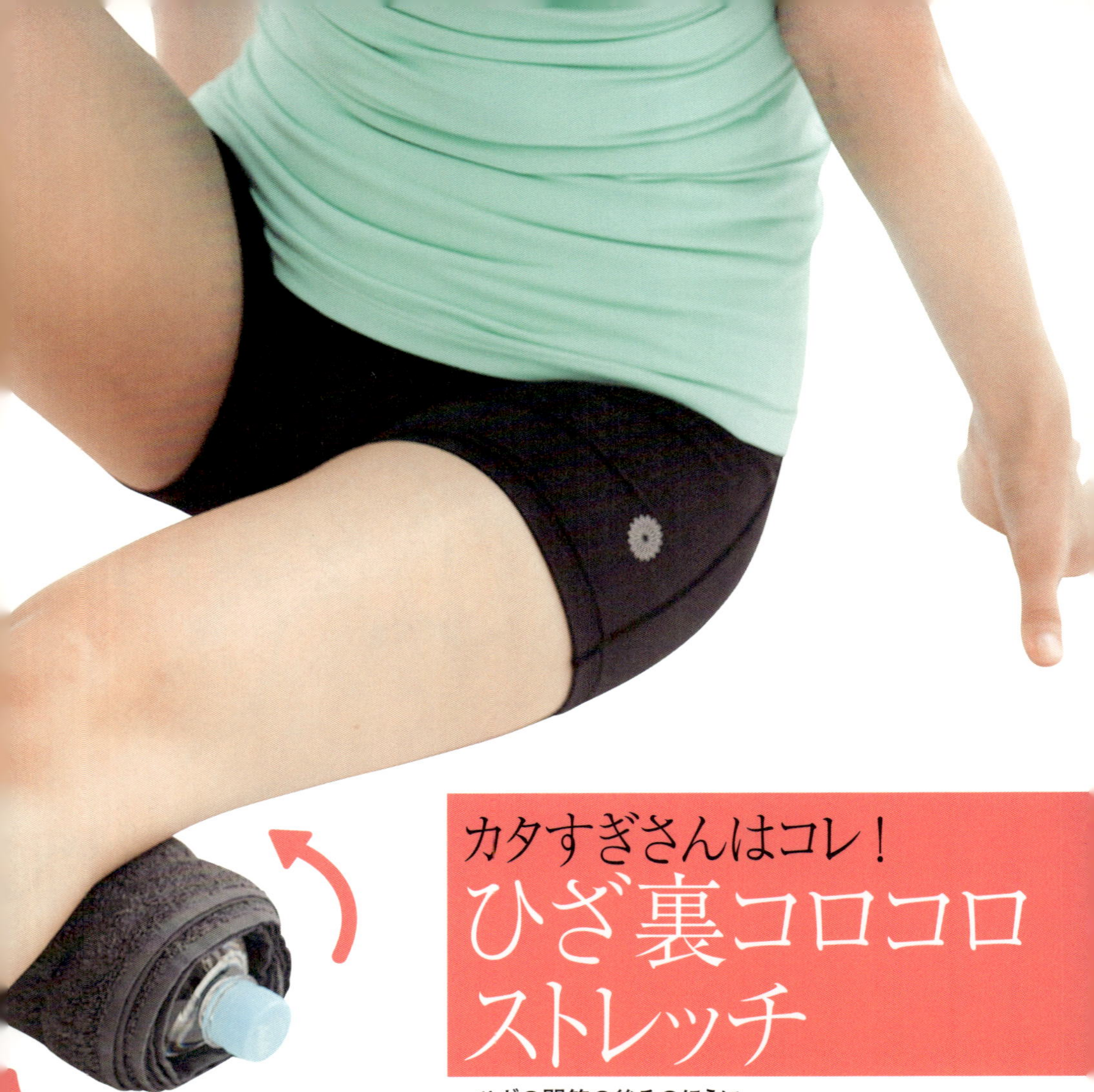

カタすぎさんはコレ！

ひざ裏コロコロストレッチ

ひざの関節の後ろのほうに
「膝窩筋（しっかきん）」という
細い小さな筋肉があります。
ここに刺激を与えてほぐすことが
ひざ裏をやわらかくする第一歩。
ペットボトルで30秒間コロコロしてから
「壁ドン」をすれば効果抜群。

まずはペットボトルで ひざ裏の筋肉をほぐそう

やり方

❶500mℓの中身入りの丸いペットボトルをタオルで巻く
❷片足を立て、反対の足はのばして座る
❸のばした足のひざの裏側で①を前後に転がす

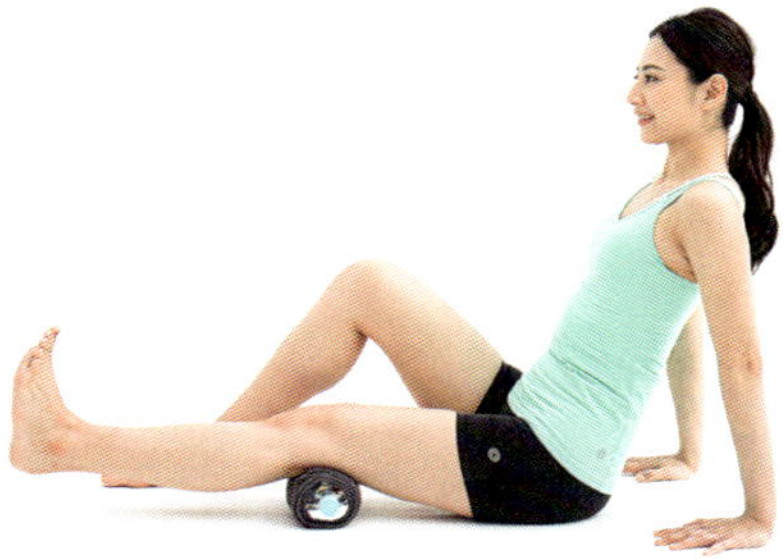

片足30秒ずつコロコロ

ややカタさんはコレ！
アオサギストレッチ

ひざ裏の膝窩筋や
ふくらはぎ、
ハムストリングスを
集中的にのばす運動です。
長さ80センチほどの
フェイスタオルを細めに
たたんで使いましょう。

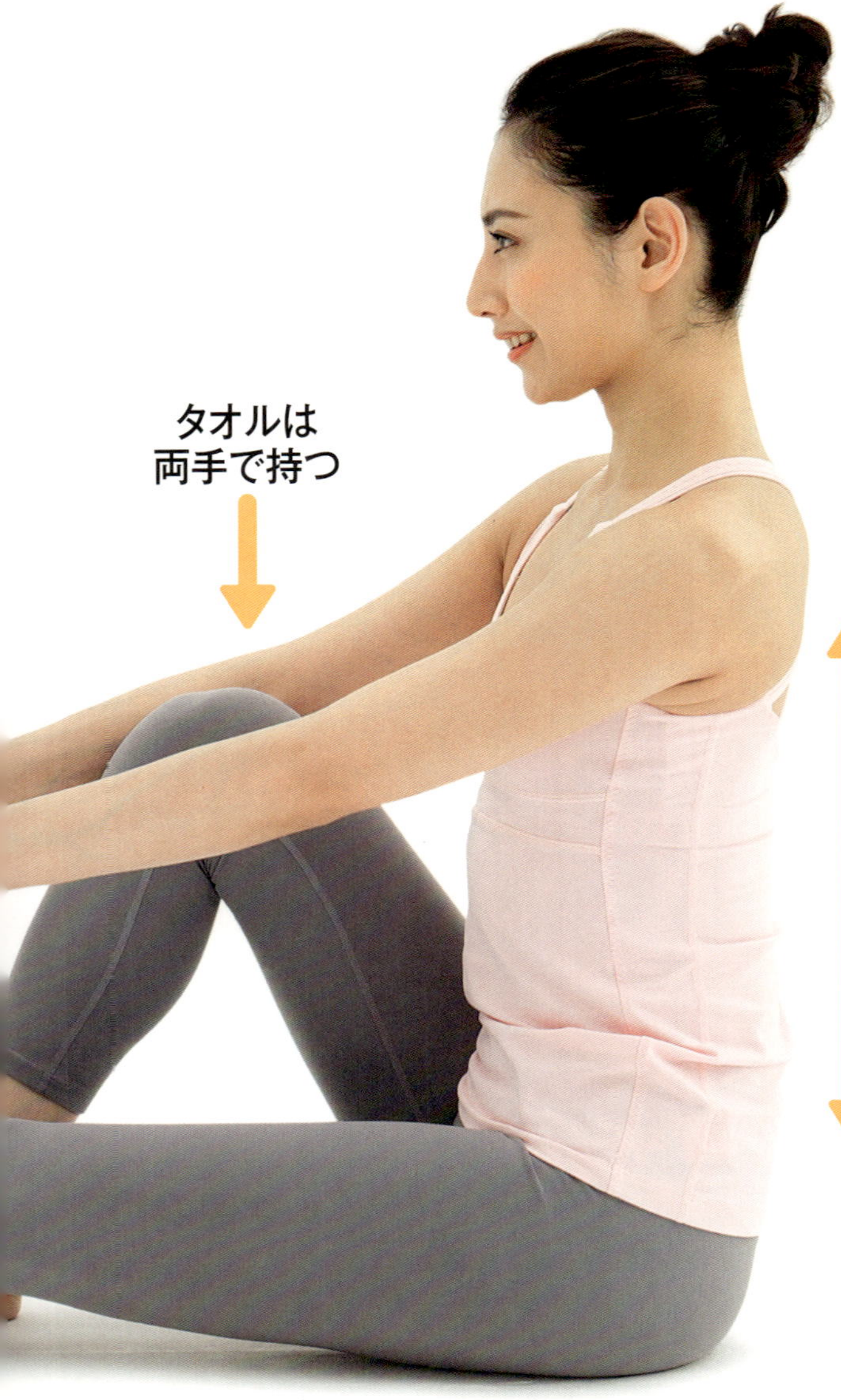

タオルは
両手で持つ

背中をまっすぐ

ピンクタンクトップ¥12,300、
グレーパンツ¥15,700／easyoga

やり方
❶片足を立て、反対の足はのばして座る
❷のばした足のうらにタオルを引っかけ、
足を少し上げてゆっくり突き出すようにのばす
❸ひざがのびたらかかとを突き出し、
両手でタオルを引き寄せ、背中をのばす
❹この姿勢を5秒間キープ。反対の足も同様に

片足にかけた タオルを引っぱって ひざ裏のばし！

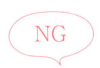

NG

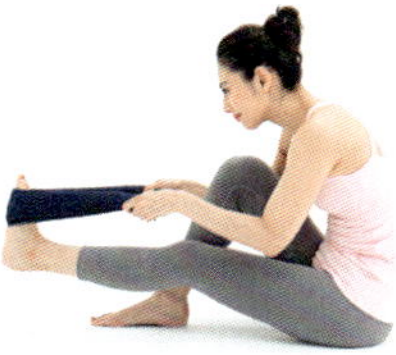

背中が曲がる

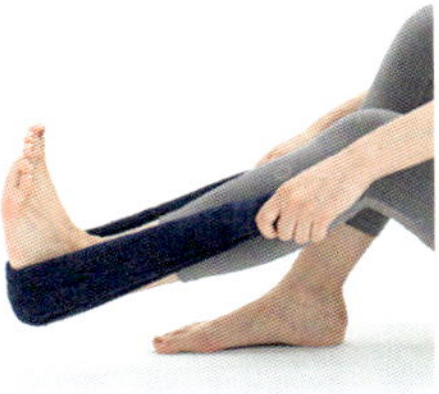

ひざが曲がる

こんな人は
次のページの
やり方で
トライ

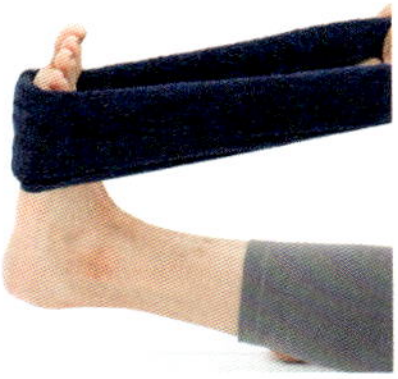

タオルは足指のつけ根に

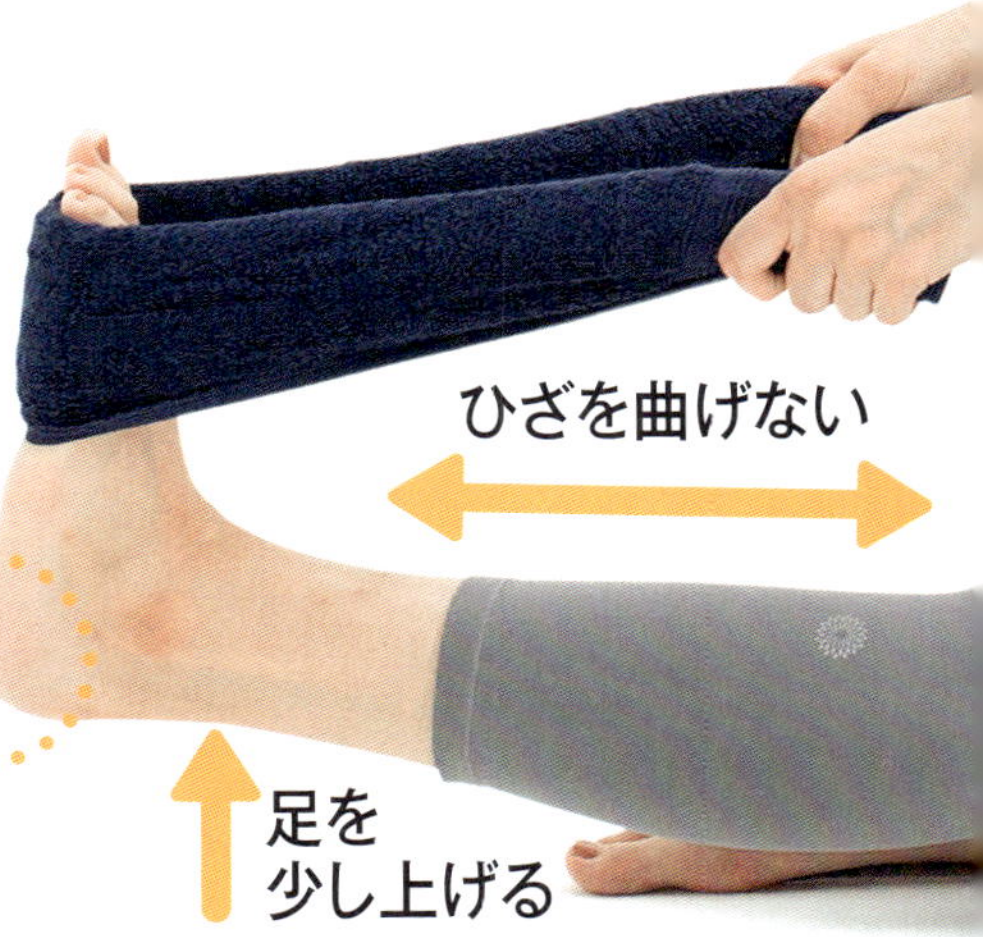

カタすぎさんはコレ!
片手アオサギストレッチ

「カタすぎさん」でも
タオルを片手に持ちかえれば
少しラクになります。
それでもキツい場合は
足を少し外側に開いてみて。
ひざはデリケートなので
無理は禁物ですよ。

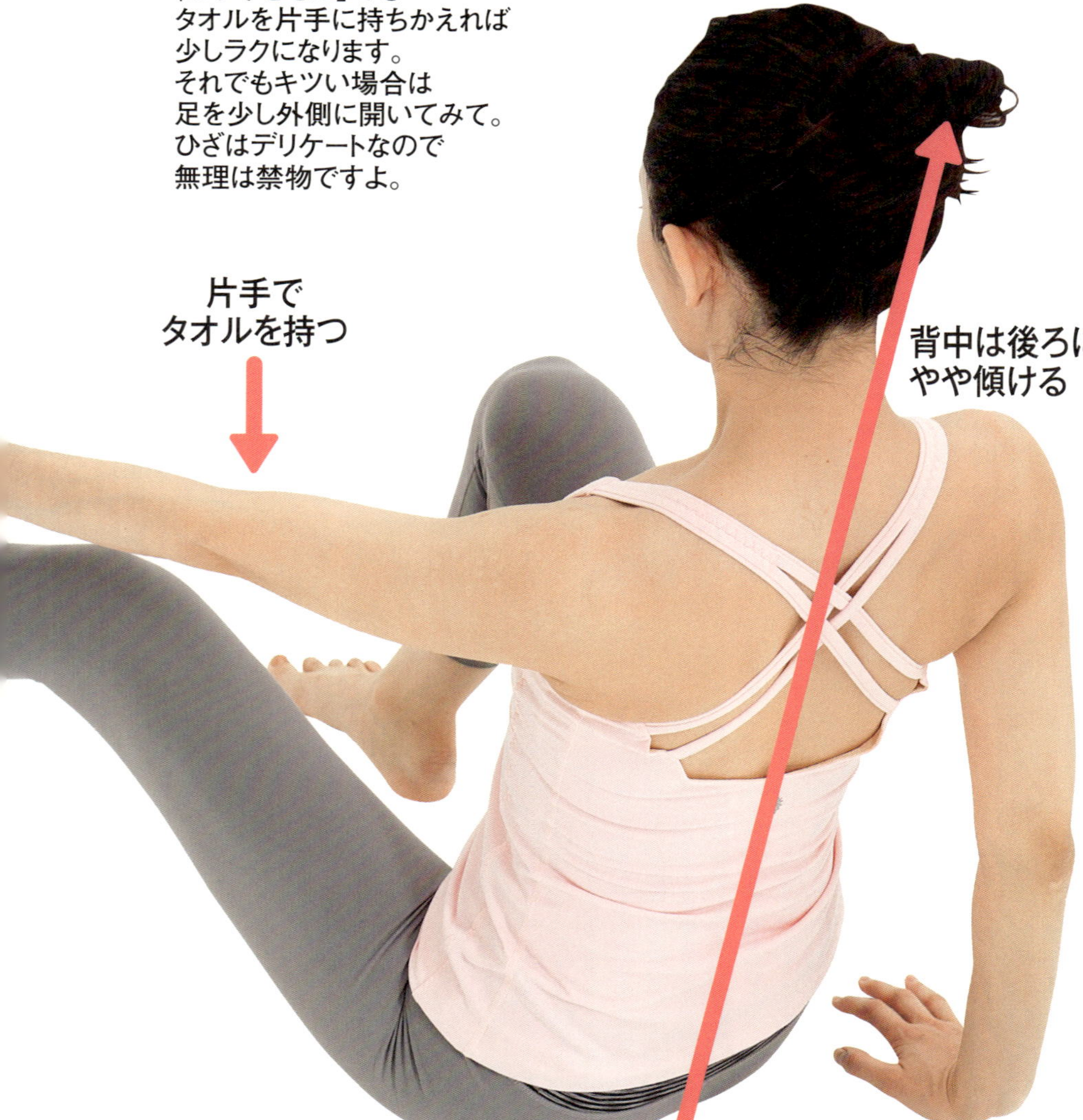
片手で
タオルを持つ
背中は後ろに
やや傾ける

やり方
❶片足を立て、反対の足はのばして座る
❷のばした足のうらにタオルを引っかけ、
　のばした足と同じ側の手でタオルの端を持つ
❸足を持ち上げ、ゆっくり外側に開く

「ラクで気持ちいい」と
感じるくらいまで
足を外側に開く

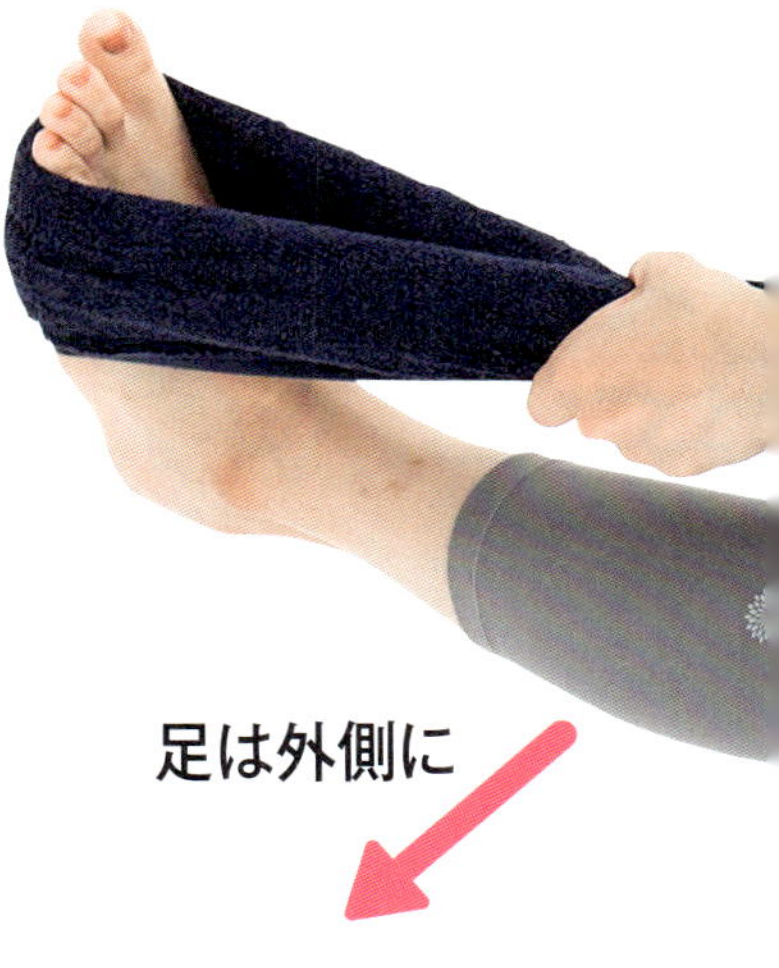

それでもきついなら
タオルを
長いまま使おう

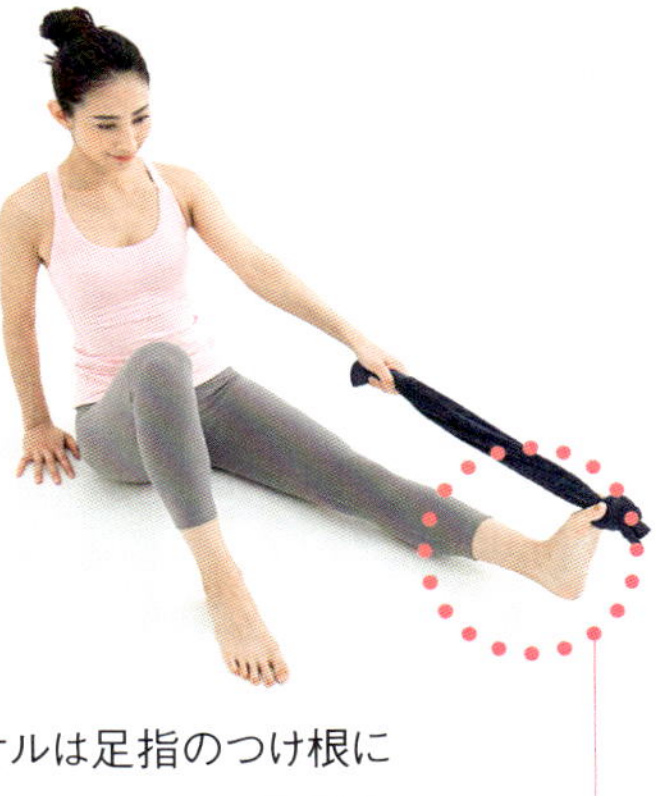

タオルは足指のつけ根に

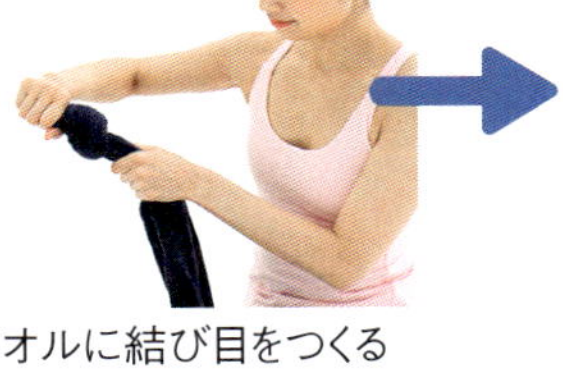

タオルに結び目をつくる

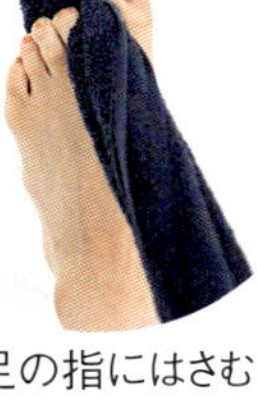

足の指にはさむ

やわらかさんはコレ！
タオルで床ピタ

「やわらかさん」なら
さらにひざ裏がのびる
ストレッチに挑戦。
タオルを両手で引き寄せて
どこまでいけるかな？
最終的には足のうらを
つかめるようにがんばって。

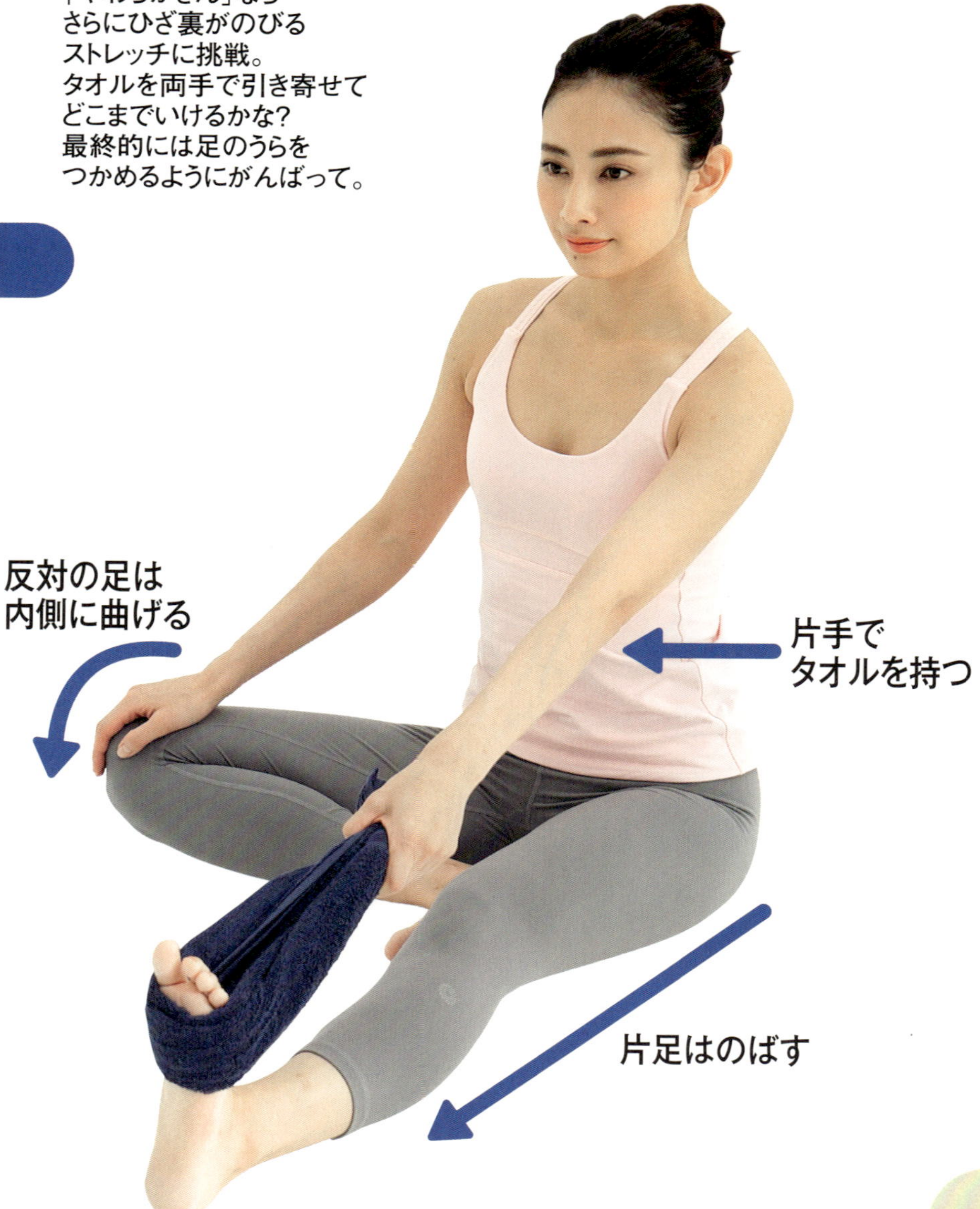

反対の足は
内側に曲げる
片手で
タオルを持つ
片足はのばす

やり方

❶片足は内側に曲げ、反対の足はのばす
❷のばした足のうらにタオルを引っかけ、
　のばした足と同じ側の手でタオルの端を持つ
❸背中をのばし、息を吐きながら
　両手でタオルを引き寄せて前屈し、5秒間キープ

片足にかけたタオルを引き寄せてどんどん前屈しよう

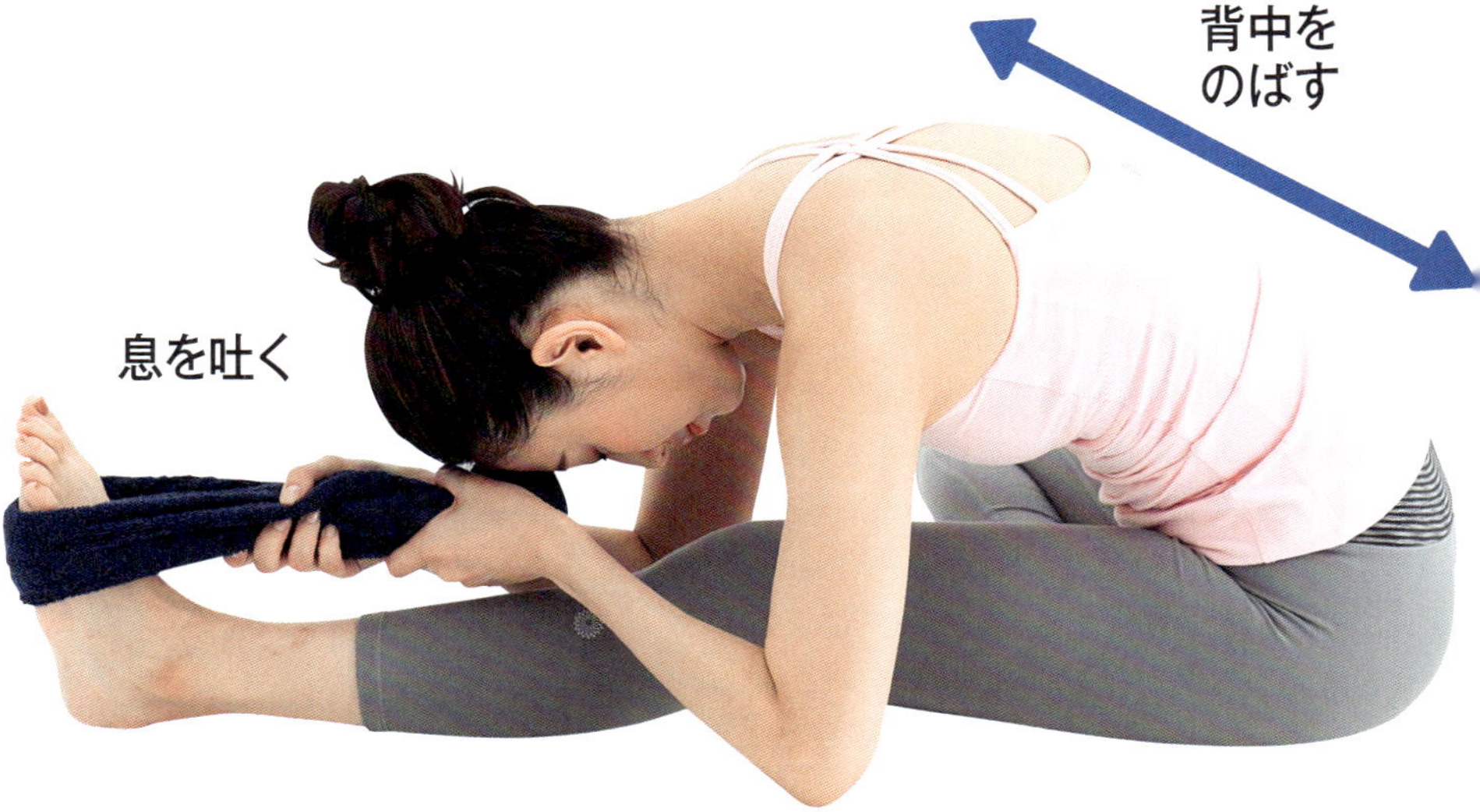

やわらかさんはコレ!

横にも床ピタ

ひざとももの内側、体の側面の筋肉を
やわらかくするストレッチ。
深く息を吸い込んで
ゆっくり吐きながら体を倒します。
「ややカタさん」「カタすぎさん」も
できる範囲で挑戦してみて!

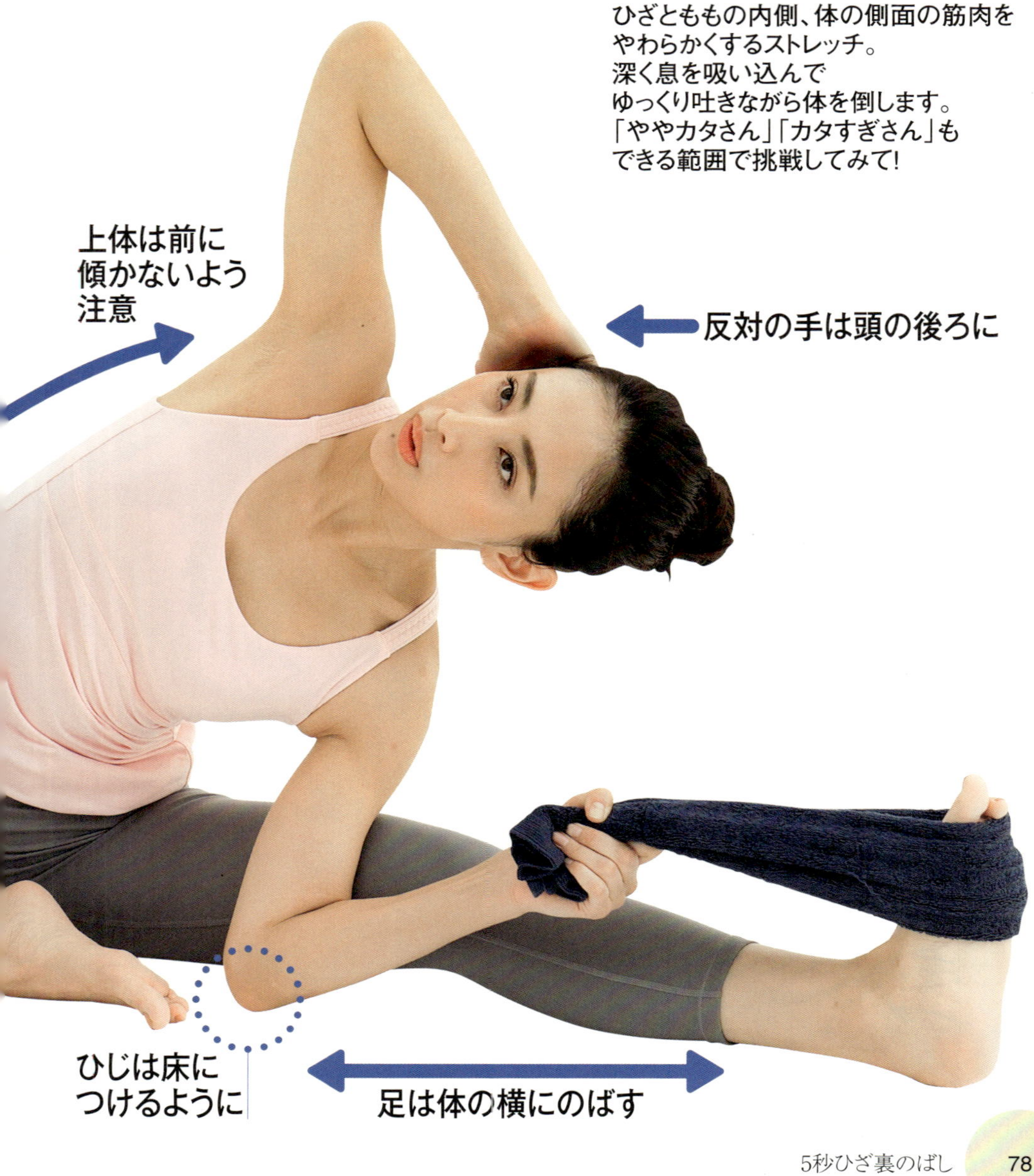
上体は前に
傾かないよう
注意
反対の手は頭の後ろに
ひじは床に
つけるように
足は体の横にのばす

やり方
❶横にのばした足にタオルを引っかける
❷反対側の手は首の後ろに回す
❸体を横に傾けて5秒間姿勢を保つ

体を
横にぐーんとのばして
5秒間キープ

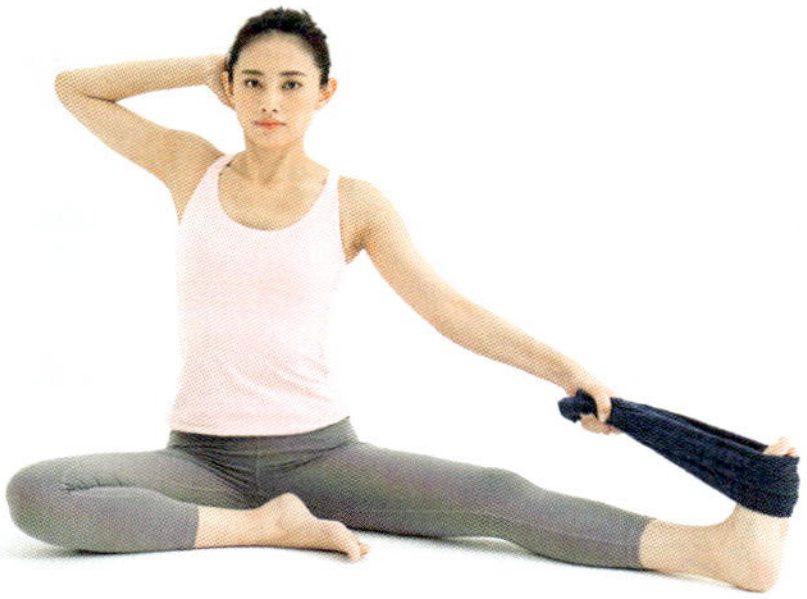

ますは片足にタオルをかける

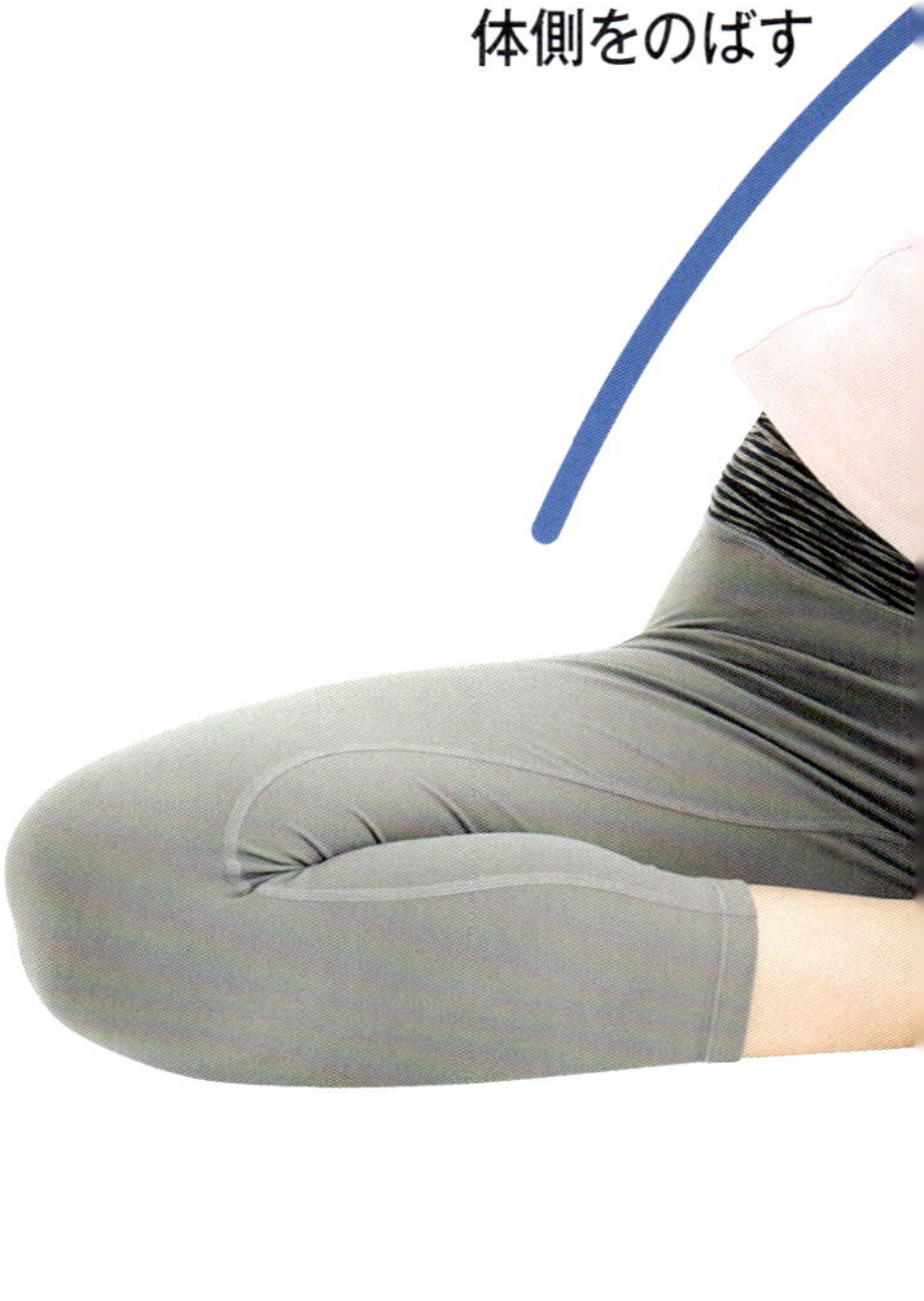

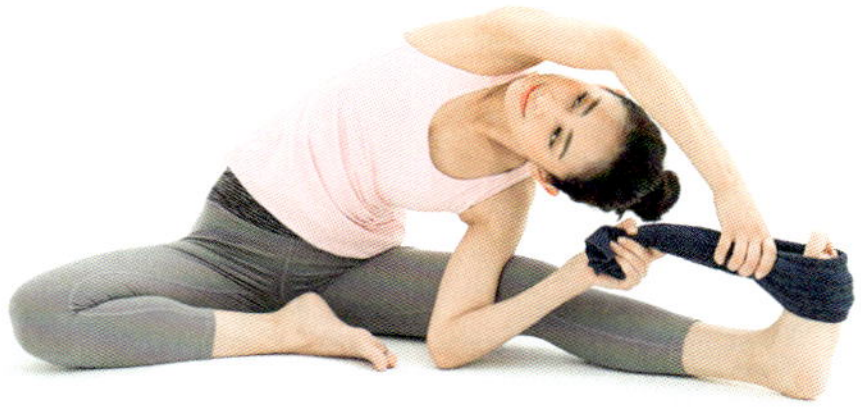

できる人は両手でタオルをたぐり寄せよう

Check2

O脚レベル

高齢になるとひざの関節が変形して
外側に開いてしまうこともあります。
その目印になるのがO脚。
ここで紹介するチェックテストは
O脚改善のための運動にも最適です。

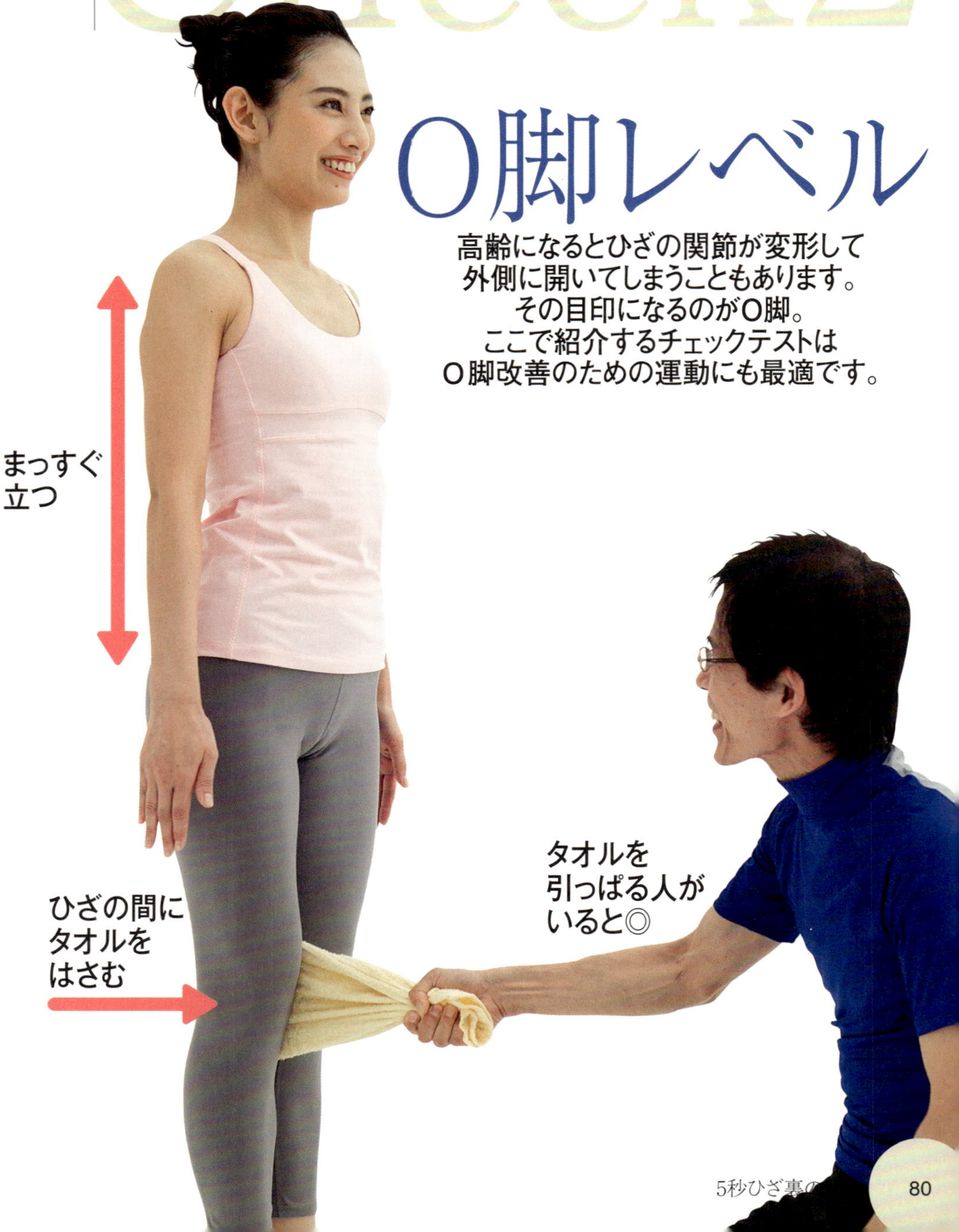
まっすぐ
立つ
ひざの間に
タオルを
はさむ
タオルを
引っぱる人が
いると◎

Check

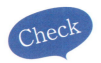

ひざでタオルをはさめる?

ひざの間にタオルをはさめたら
抜けないように太ももの内転筋でギュッと締めて!

まっすぐさん

引っぱっても抜けない
内転筋に力を入れることができているので
いまのところO脚の心配はありません。
内転筋は女子力アップ筋。今後も鍛えましょう。

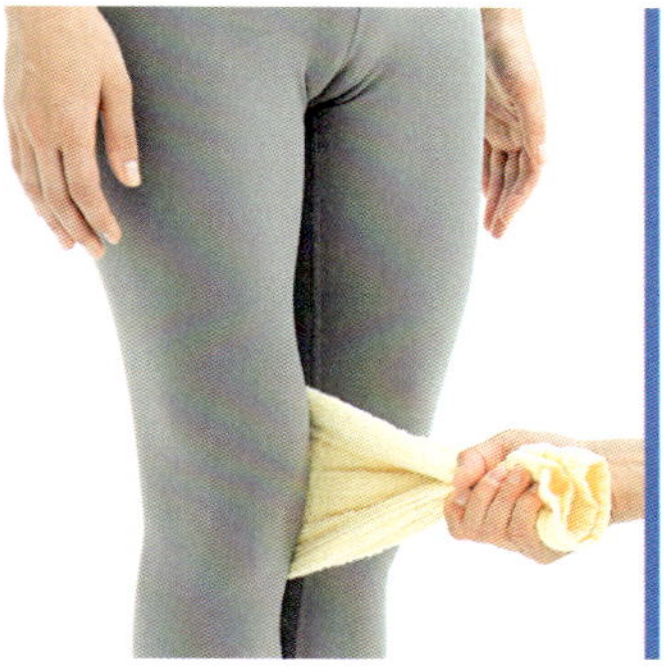

ややO脚さん

イエローカード

なんとかはさめる
ひざの間にタオルをはさむことはできるけれど、
引っぱられると抜けてしまうという人は要注意。
内転筋が弱っているサインです。

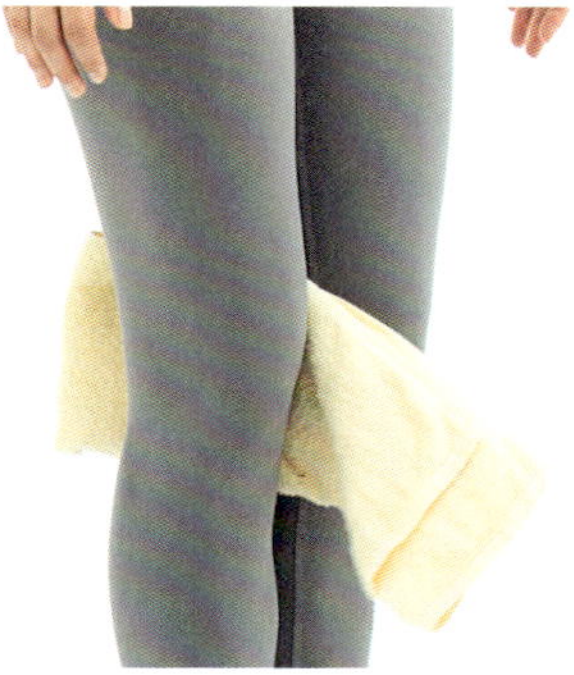

O脚さん

レッドカード

足元に落ちてしまう
O脚が進んでいます、気をつけて。
「壁ドン」でひざ裏を、
「壁ピタ」と「1・2・3」で内転筋を鍛えていれば
O脚はきっと改善していきます。

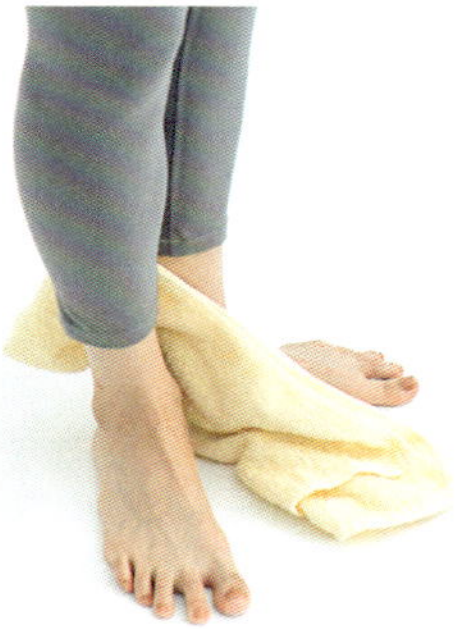

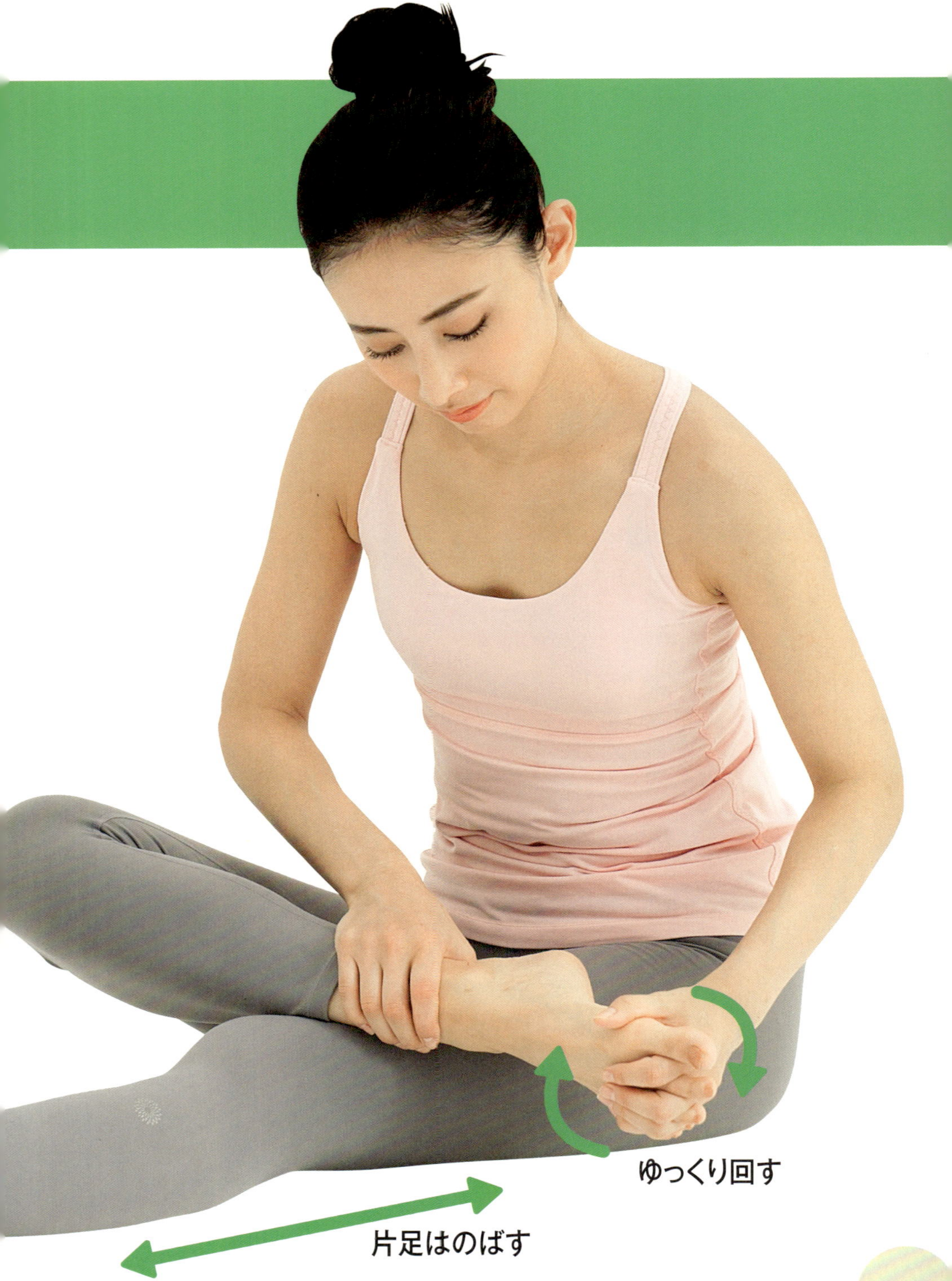
ゆっくり回す
片足はのばす

全員やろう
足指ストレッチ

足指が1本1本独立して動きますか?
足が地面をしっかり踏み締めることで
ひざ裏をのばす力が増し、
O脚の予防や改善につながります。
まずは指と指を広げましょう。
「痛い!」と思う人ほどがんばって。

やり方

❶手の指を足の指の奥まで
さし込んで10秒間キープ
❷そのまま手でぎゅっとにぎり、
足首を内側と外側に
5回ずつ回す
❸反対の足でも同様に

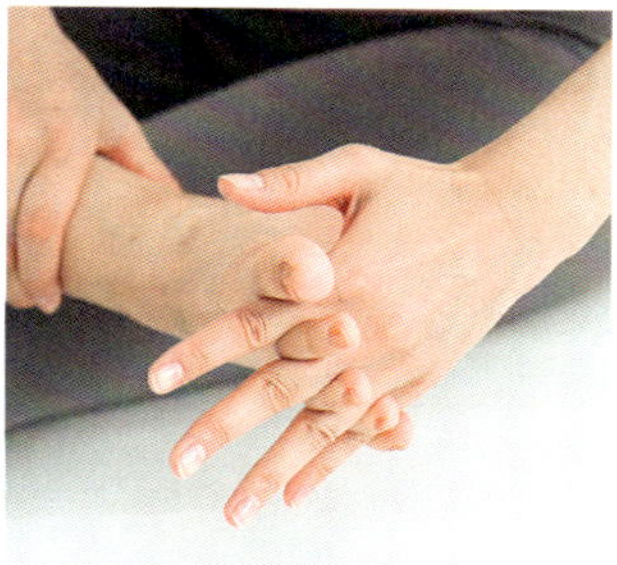

手の指を足指の間にさし込む

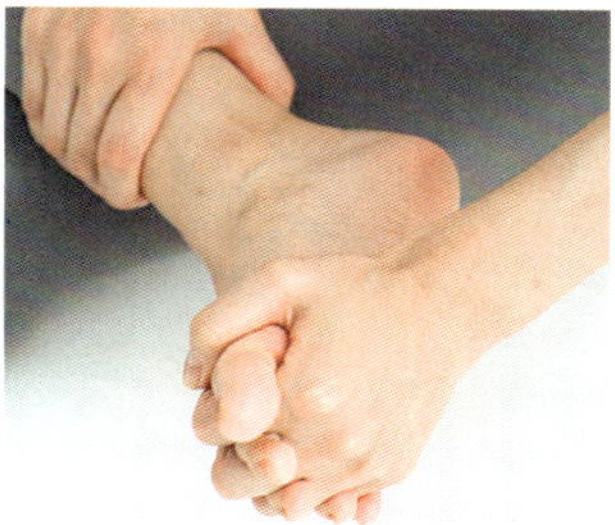

ぎゅっとにぎる

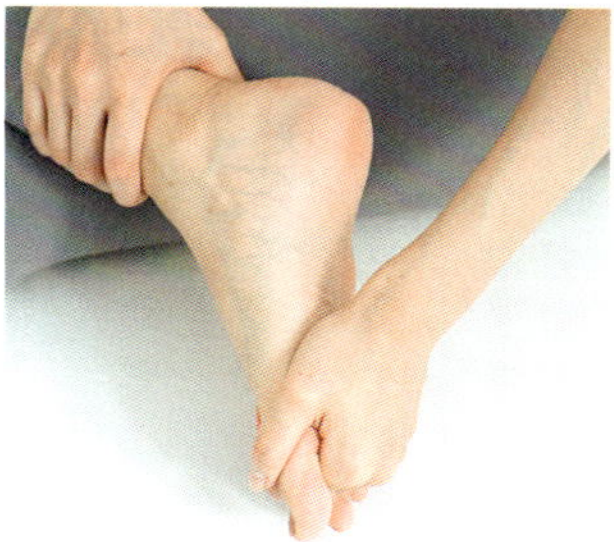

足首を回す

「痛い!」と
思うところまで
手の指を
さし込んで握手!

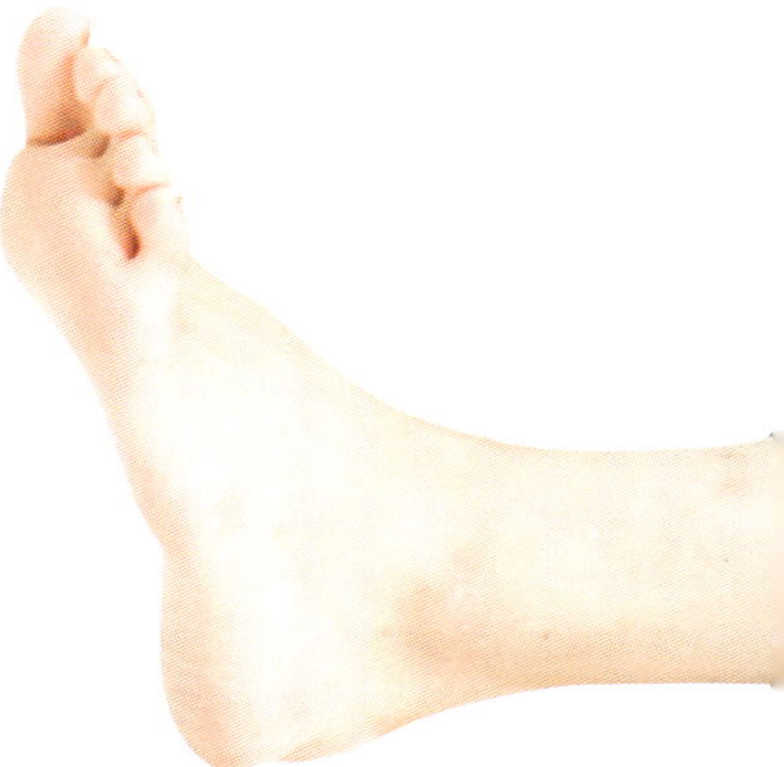

全員やろう
足指タテヨコ体操

足の親指だけを持ち上げることが
できますか? そんなのムリ?
だったら足指をつまんで
1本1本動かしましょう。
ほったらかしだった足指に
動き方を教えてあげるのです。

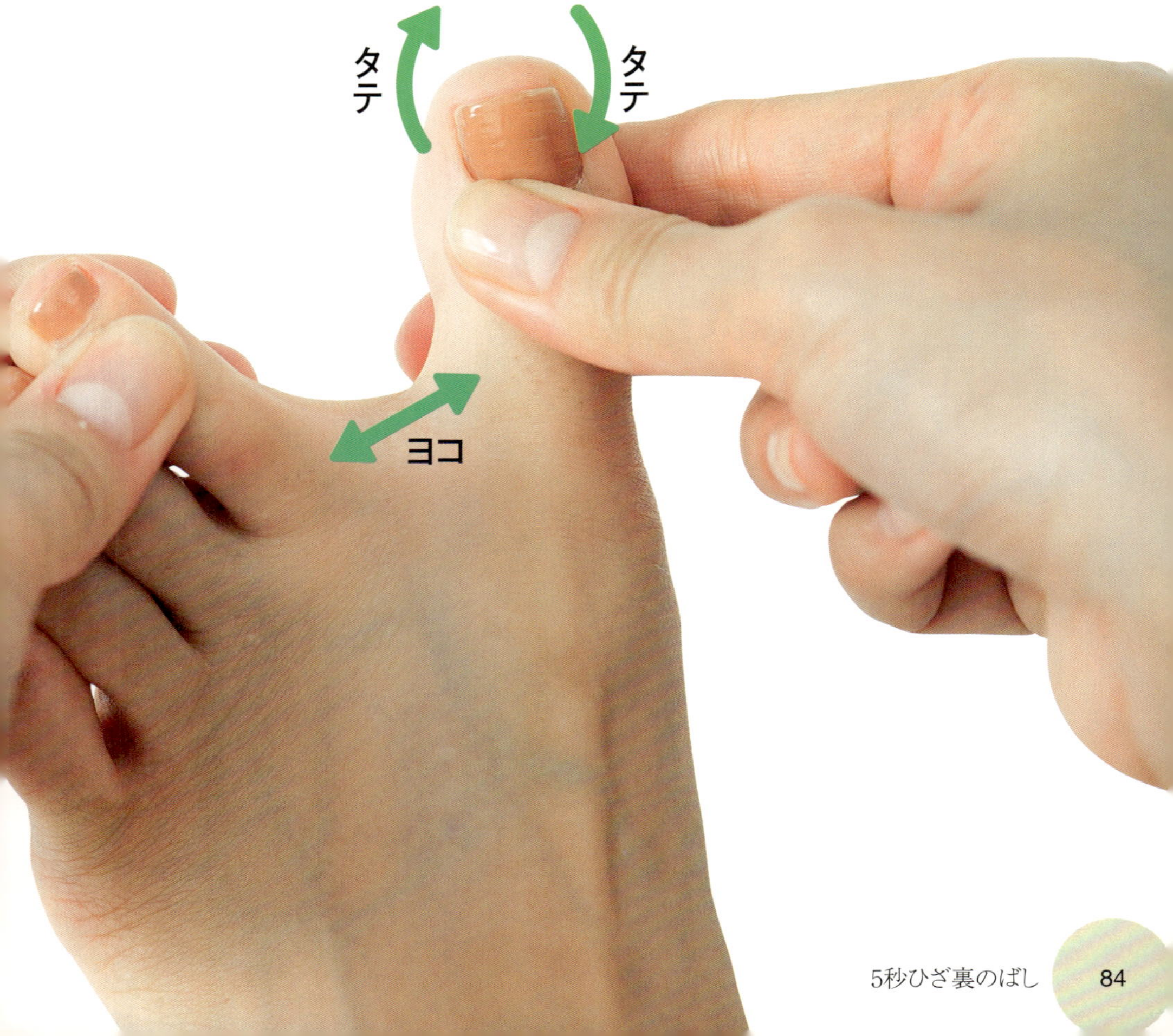

やり方

❶足の小指と薬指からスタート
❷足の指を左右の手でつまんで、
「タテタテ」と前後に動かしたら「ヨコ」と左右に広げる
❸次に薬指と中指で「タテタテヨコ」をする
❹親指と人さし指まで終わったら、反対の足でも同様に

足指を1本ずつ つまんで動かし、「こうやって動くんだよ」と 教えてあげよう!

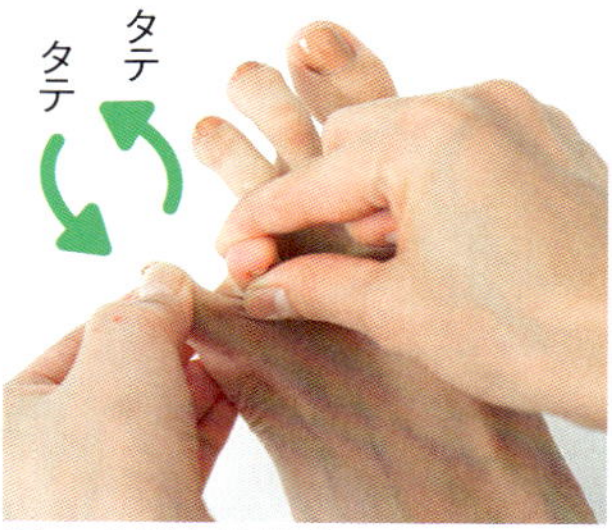

足の小指と薬指をつまんで
前後に動かす

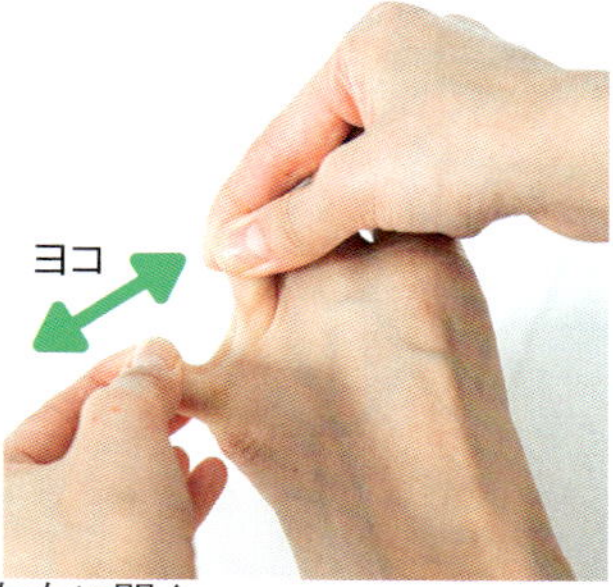

左右に開く

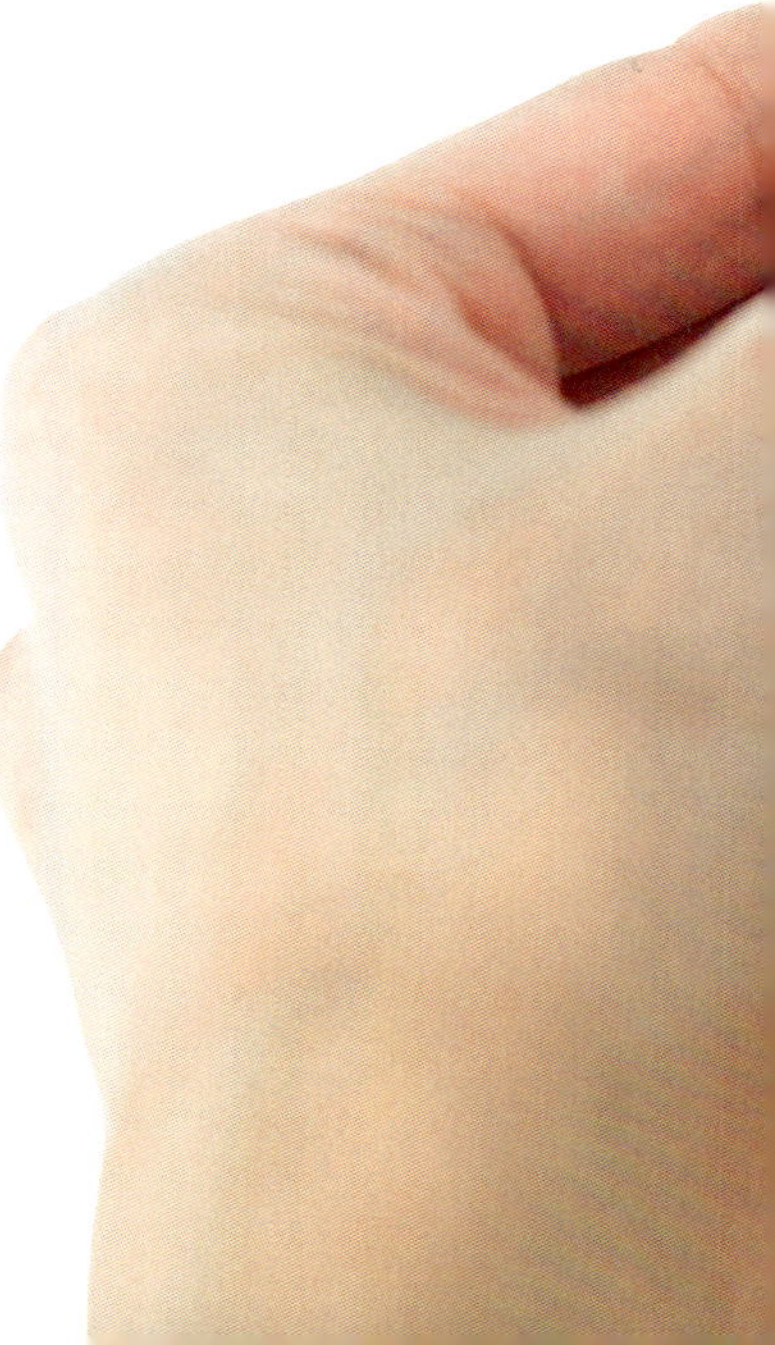

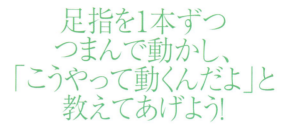

Check3

背中のやわらかさ

次にチェックしたいのは
肩甲骨の動きです。
「ひざ裏をのばしても
イマイチ姿勢が改善しない」
という場合、原因は上半身
にあるかもしれませんよ。

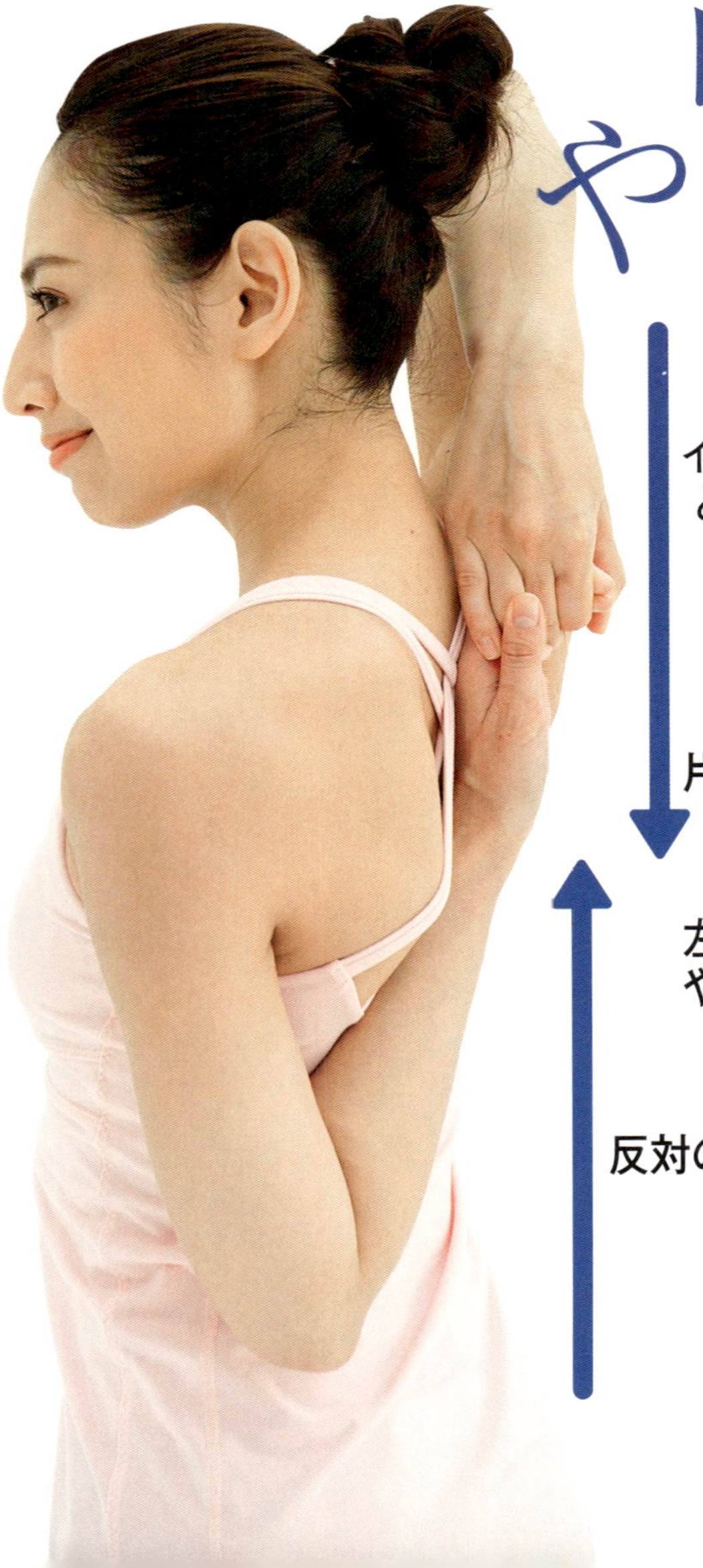
片手は上からのばす
左右の腕をかえて
やってみよう
反対の手は下からのばす

Check

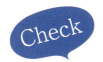

背中で握手できる?

背中で手をつなげますか?　右手が上、
左手が上の2パターンで挑戦してみましょう。

やわらかさん

両手をつなげる

両手で握手できる人は
肩甲骨がよく動いている証拠。
とはいえ年齢とともにかたくなるので
「背中で握手」を毎日の運動にとり入れて。

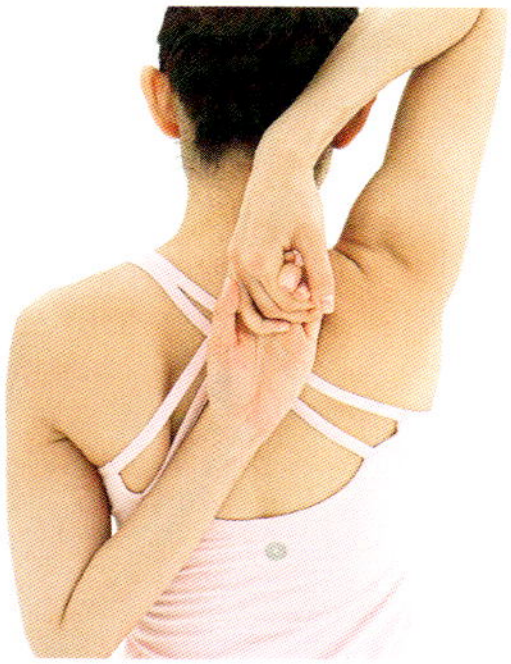

ややカタさん

イエローカード

指先でタッチできる

背中に回した手が、なんとかふれ合うという状態。
肩甲骨の動きが少し悪くなっているので
姿勢が悪くなって肩こりや腰痛の原因に。

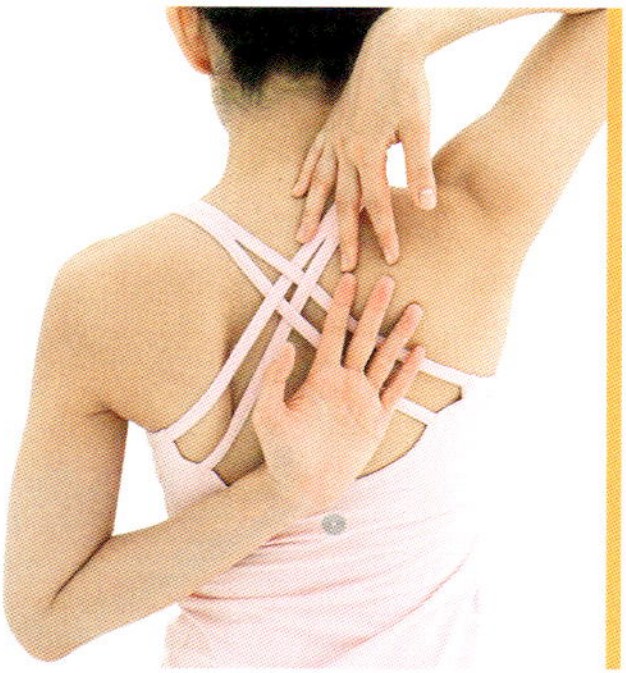

カタすぎさん

レッドカード

手と手が遠い!

背中に腕を回すだけでも大変、という状態。
肩が前に出てしまう「巻き肩」になっている
可能性が高いようです。

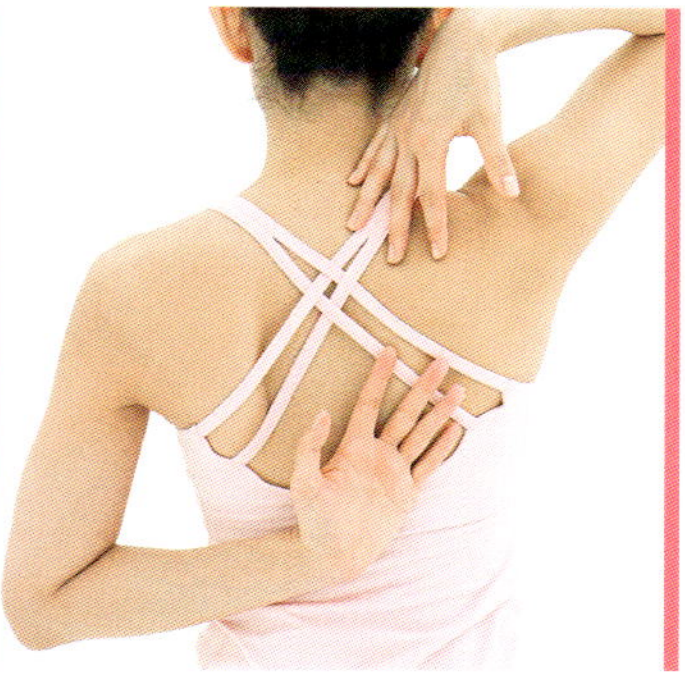

全員やろう
マサカリストレッチ

腕をのばしてタオルの端をつかんで
ゆっくり後ろに傾けてみて。
肩がほぐれていきますよ。
上半身がよくのびるようになると
ひざ裏のばしの効果も倍増します。

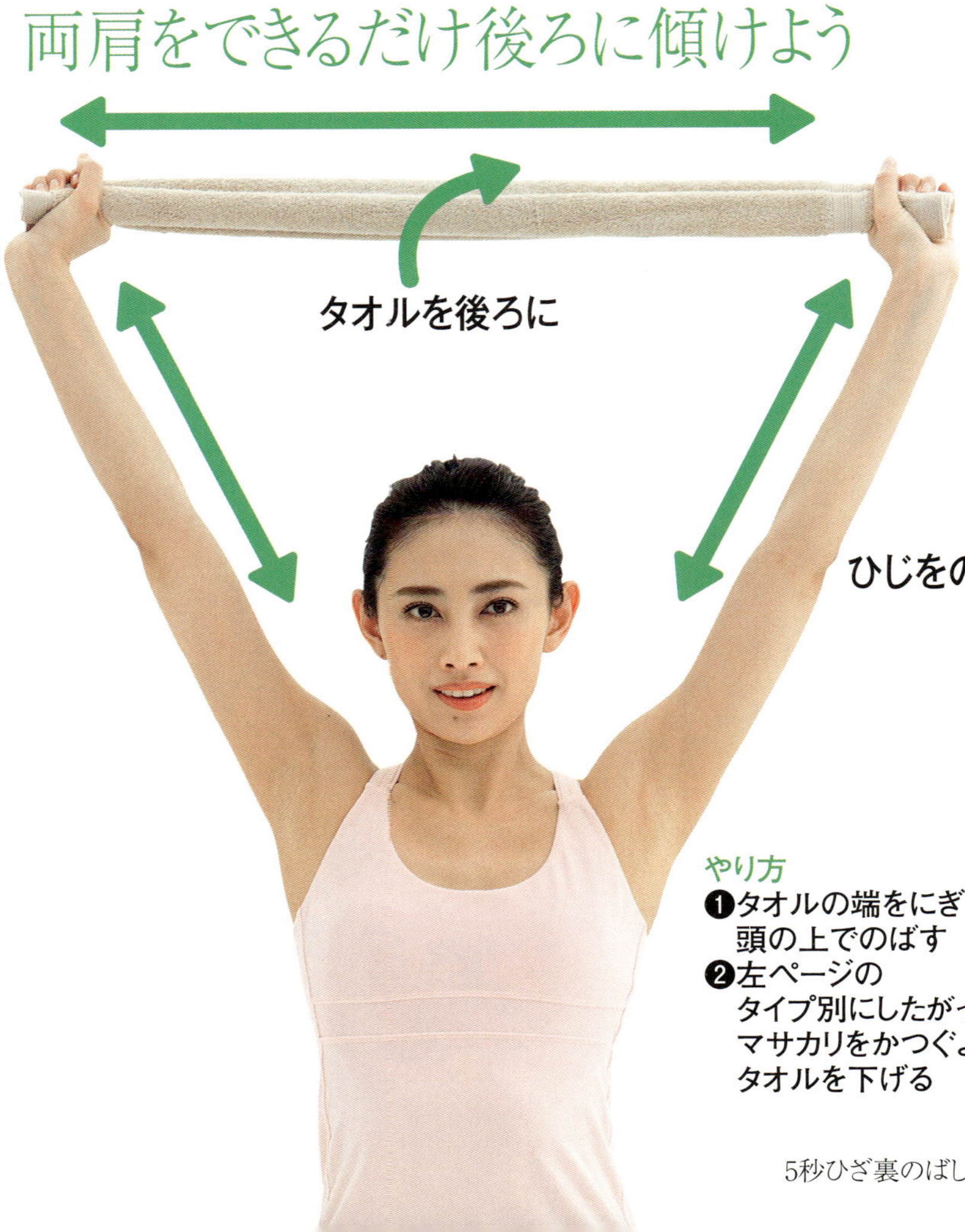
両肩をできるだけ後ろに傾けよう
タオルを後ろに
ひじをのばす

やり方
❶タオルの端をにぎって
頭の上でのばす
❷左ページの
タイプ別にしたがって
マサカリをかつぐように
タオルを下げる

やわらかさんは

肩の後ろにタオルを下げる
ひじを曲げながらタオルを下げ、
背中につくようにおろします。

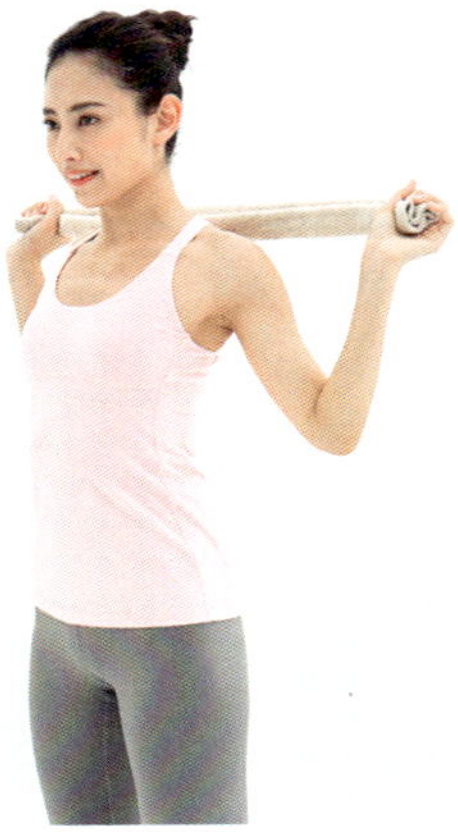

ややカタさんは

イエローカード

頭の後ろまで下げる
ひじをおろして、頭の後ろに
タオルがつくくらいまで下げてみましょう。

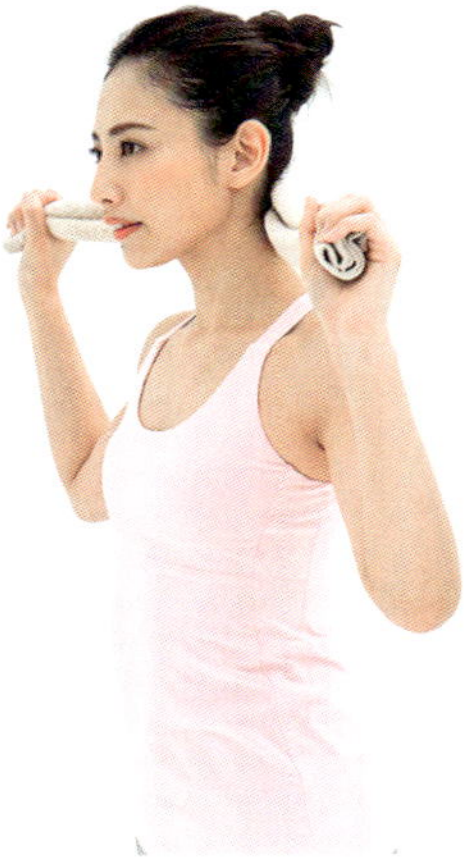

カタすぎさんは

レッドカード

頭の上にタオルをのせる
ゆっくりゆっくりひじを曲げて
頭の上にタオルをおろします。
痛みがある場合は無理をしないで！

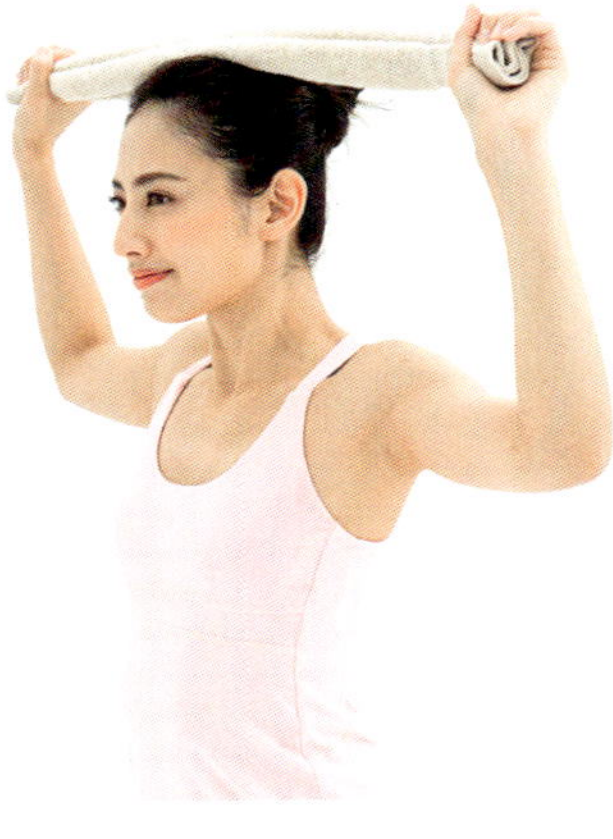

Check4

股関節のやわらかさ

股関節は足のつけ根に位置する、とても大きな関節。ここがかたいと下半身の動きそのものが悪くなります。意識しないとなかなか動かさない場所なので、まずはこんなポーズから。さて、きついですか？

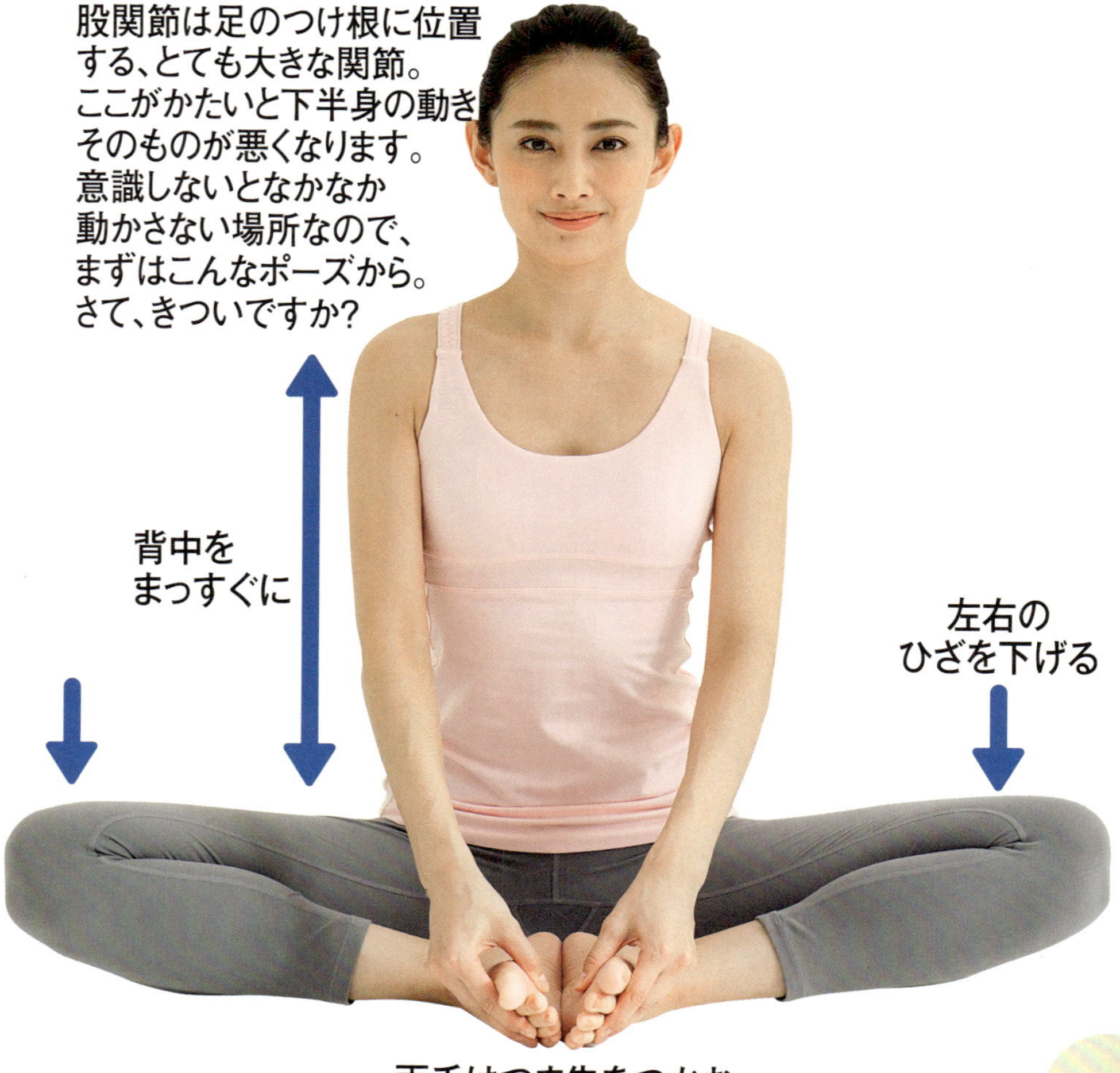

両手はつま先をつかむ

Check

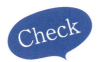

ひざと床の距離は?

床との間にこぶしがいくつ入るか確認。
左右の違いもチェックしてみて。

やわらかさん

すき間はこぶし1つ以下

左右のひざが床に近いところまでおろせるなら
股関節がやわらかい証拠です。

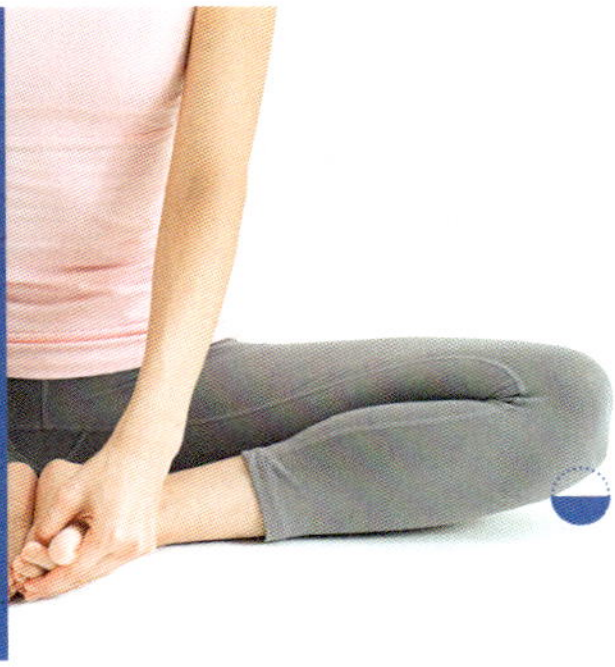

ややカタさん

イエローカード

すき間はこぶし1～2個

床から10～20センチ離れているのは
股関節がかたくなり始めているサインです。
ひざ裏をのばすときには股関節も意識して。

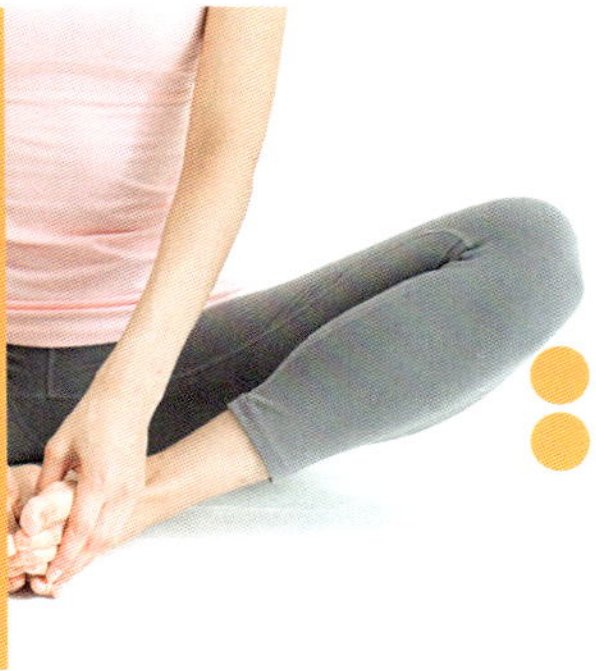

カタすぎさん

レッドカード

すき間はこぶし2個以上

「ひざがほとんど下がらない！」という場合は
無理に下げることはせず、次ページのような姿勢で
過ごす時間をふやしていきましょう。

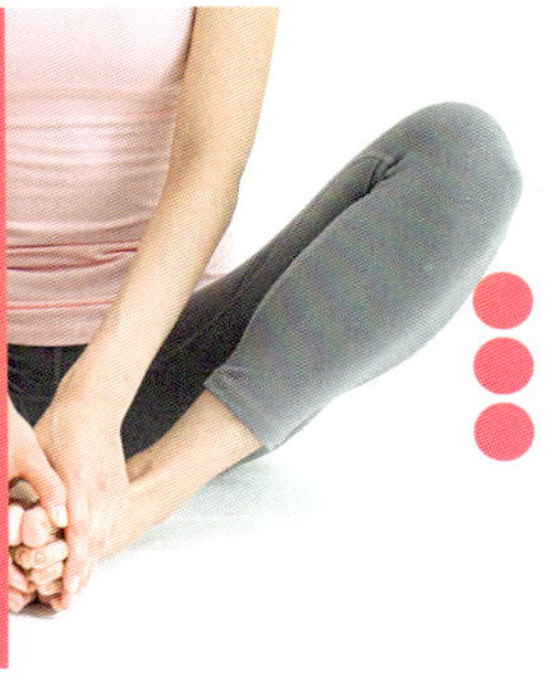

全員やろう
座り壁ピタ

股関節をやわらかくするには
「1・2・3体操」が効果的ですが、
ふだんから股関節を広げる姿勢を心がけて。
ひざを無理に押すのではなく
軽く手をのせるだけでも
ストレッチ効果は十分にあります。

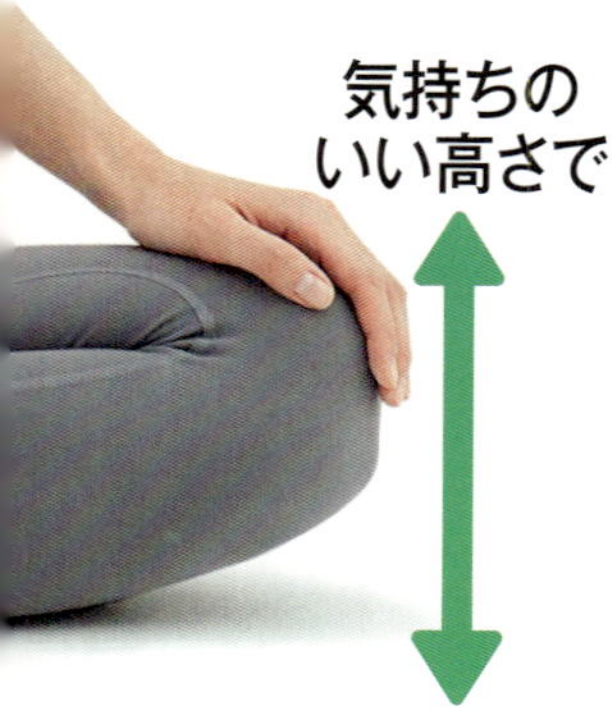

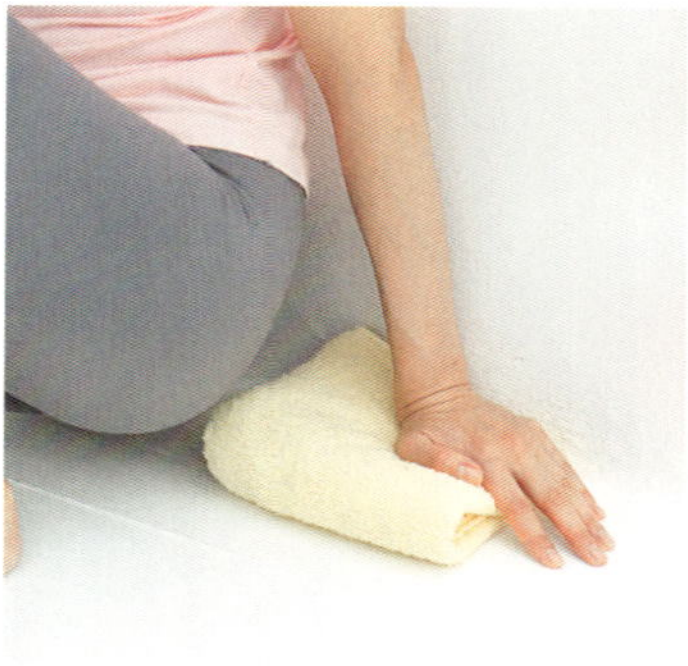

ややカタさん
&
カタすぎさん

おしりの下にタオルを
たたんで敷くとラク
タオルを高さ5センチくらいに
なるようにたたんで、おしりの下へ。

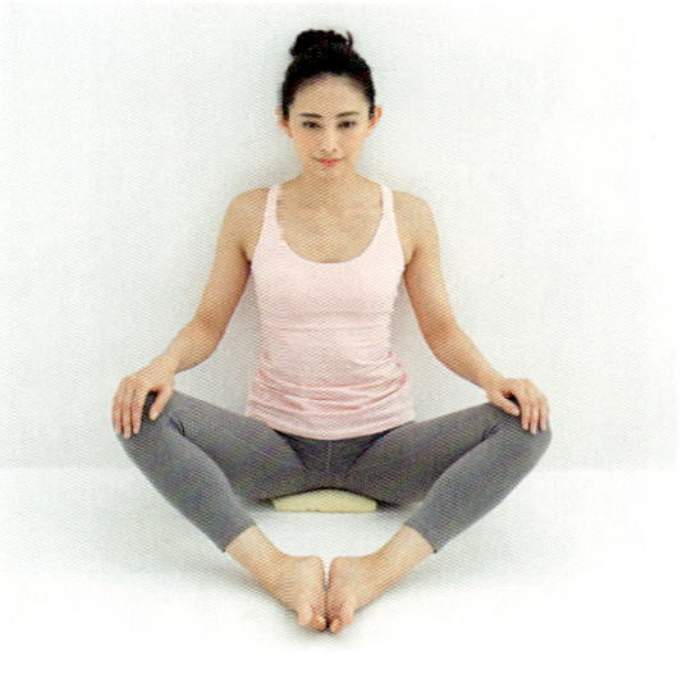

気持ちいい高さまで
ひざを下げて
足の角度は「気持ちいい」と
感じる位置がベスト。
この姿勢で10〜20分過ごしたい。

股関節を開いたままで壁にぴた！この姿勢でTVを見たりスマホをチェック

やわらかさんなら

タオルなしで壁にピタリ
腰、背中、肩、後頭部を壁につけるようにしながら股関節を開く。

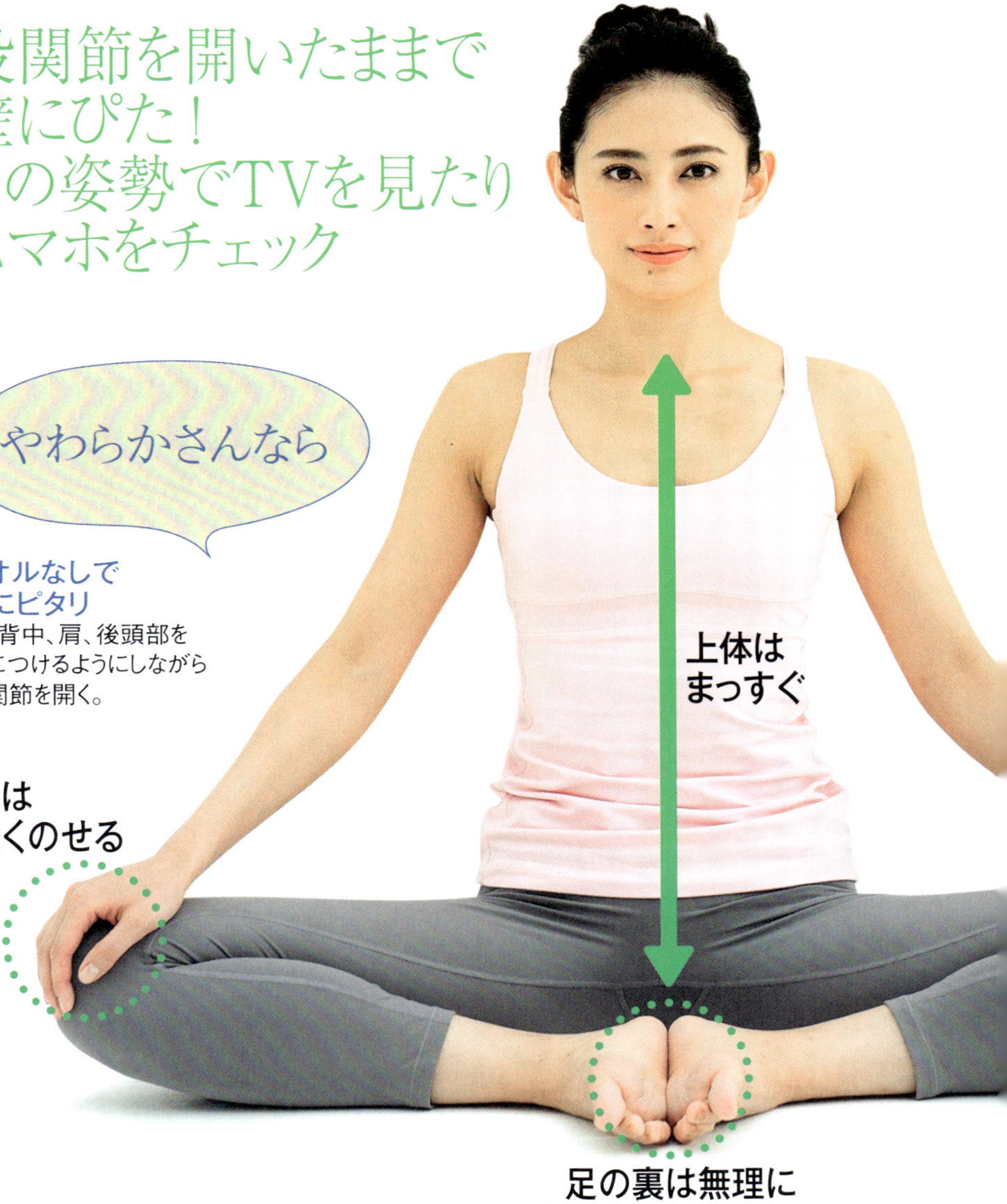
上体はまっすぐ
手は軽くのせる
足の裏は無理にくっつけなくてもいい

やり方
❶高さ5センチ程度になるようにタオルをたたんで、その上に座る
❷壁に腰、背中、肩、後頭部がピタリとつくように座る
❸足のうらをつけ、ひざは左右に開く

全員やろう
シーソーストレッチ

ひざ裏とともに
股関節もしっかりのびる運動です。
相手の呼吸や体のやわらかさに合わせ、
無理せず楽しんでやることが大切。
歌を歌いながらくり返すのも
おすすめです。

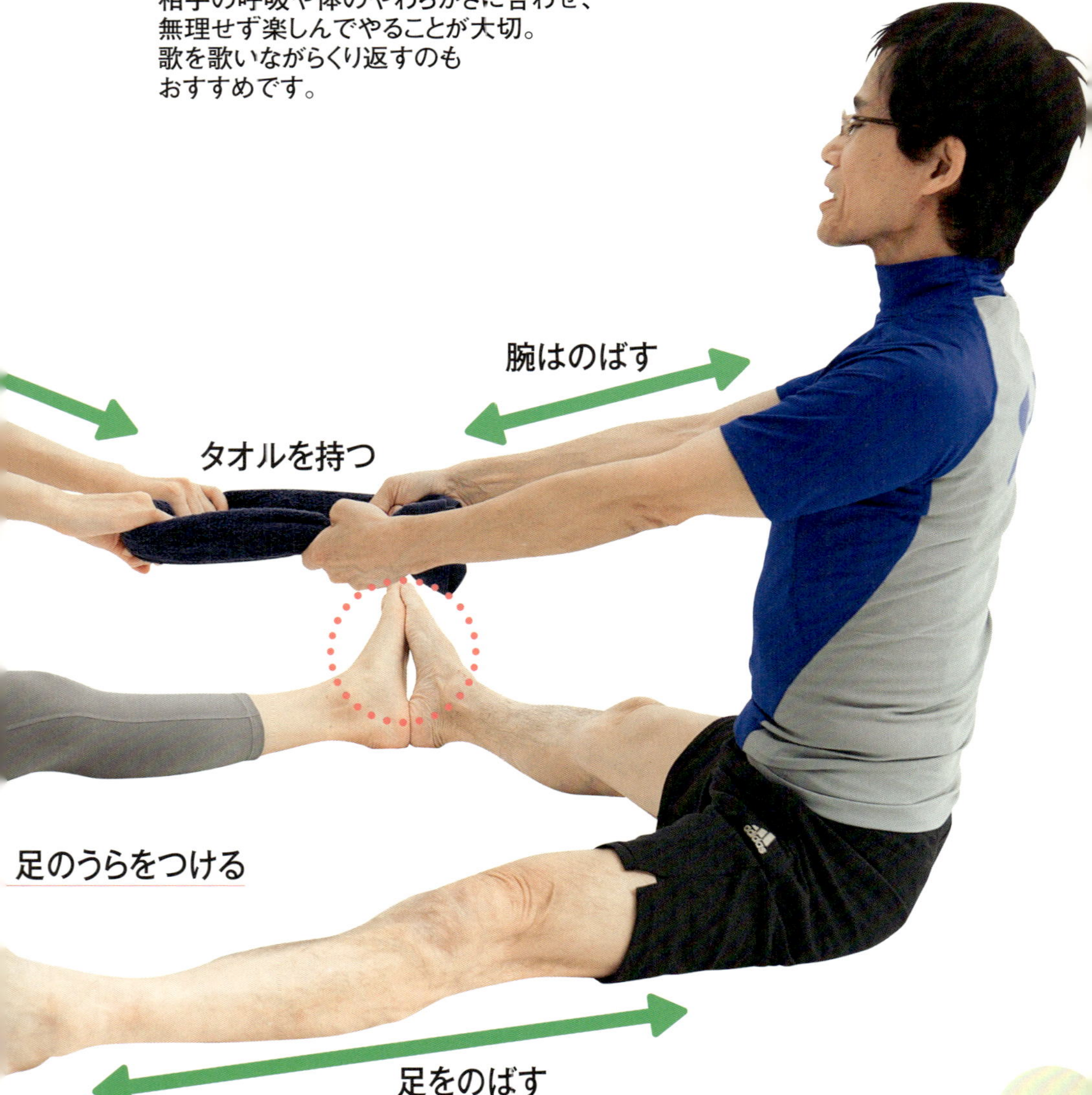
腕はのばす
タオルを持つ
足のうらをつける
足をのばす

一人がタオルを引き、
もう一人は前屈を

やり方

❶向かい合わせで座り、
足のうらをつける

❷一人がタオルの両端を持ち、
もう一人はタオルの真ん中を持つ

❸一人がタオルをゆっくり引き、
もう一人は前屈する

❹③を3回ずつくり返す

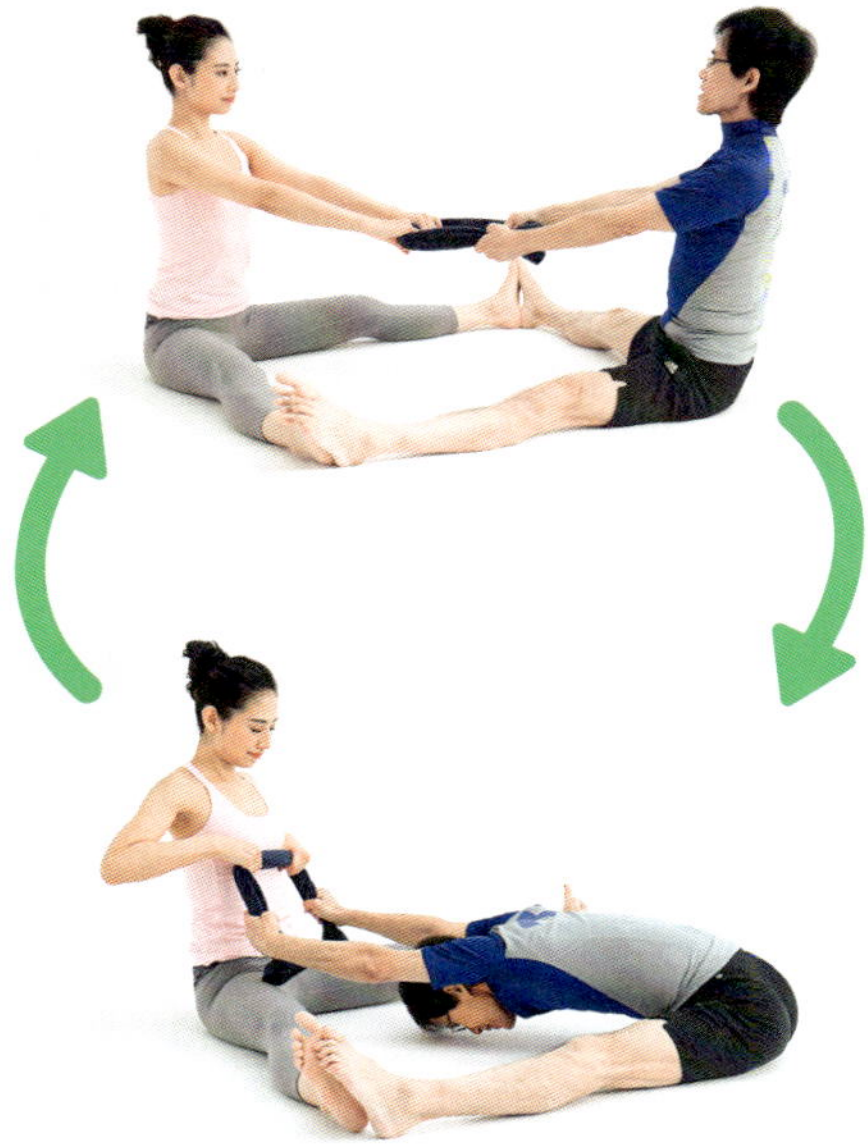

くり返す

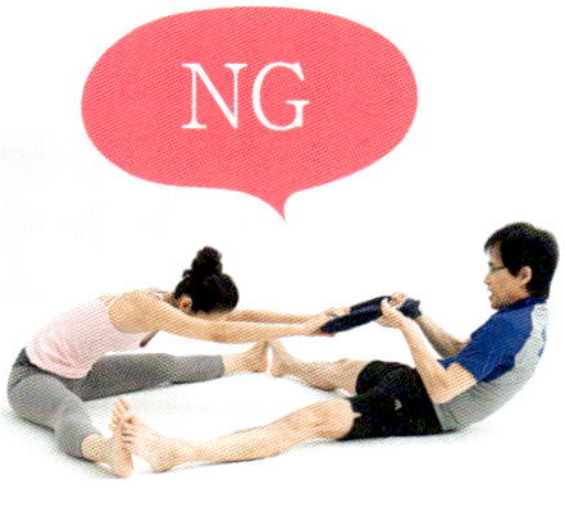

引っぱりすぎないで

背中を立てる

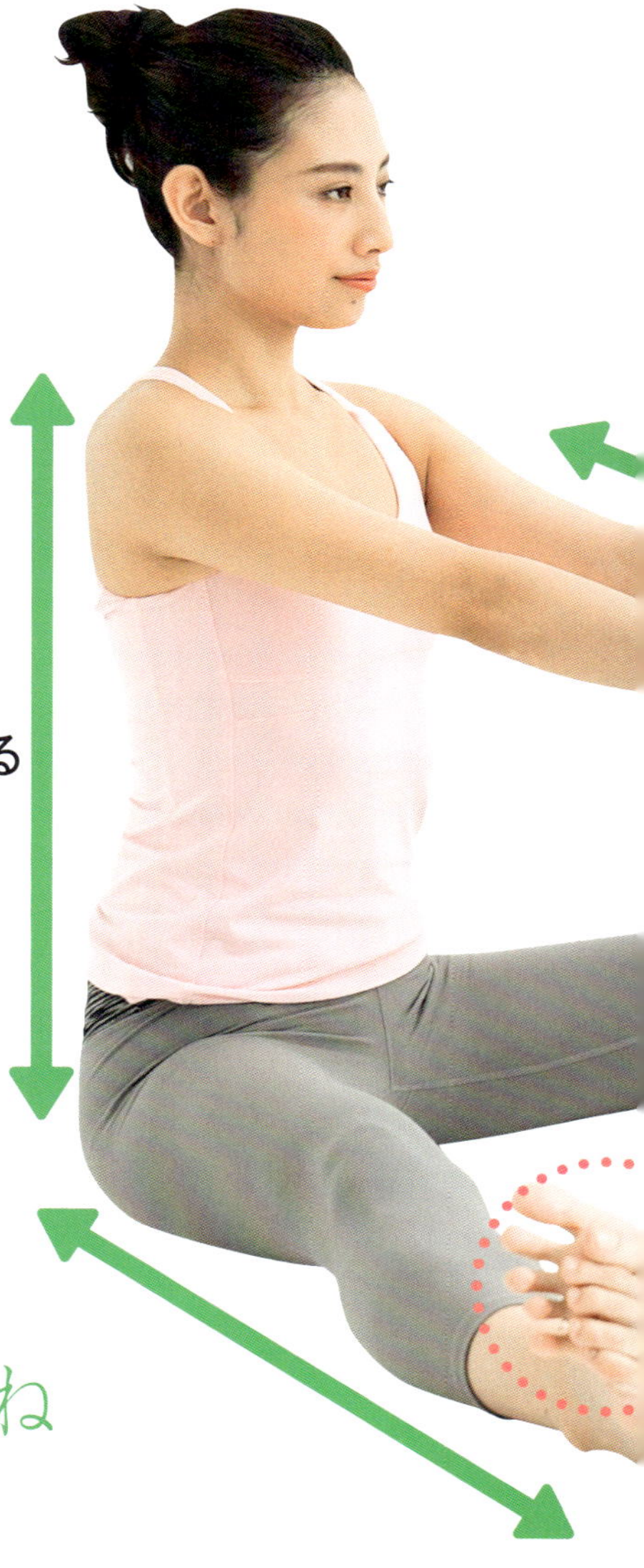

二人でやれば
きつい前屈も楽しくなるね

川村ドクターより

プラスαストレッチの注意点

①壁ドン、壁ピタ、1・2・3体操が基本。余裕があればチャレンジして。
②チェックテストを先にやって、自分のレベルに合う体操を。
③チェックテストもトレーニングの一つ。
この動きを毎日やるのもおすすめ

毎日やるべきは3つの運動です

「壁ドン、壁ピタ、1・2・3」の3つの運動と、パート3で紹介したレベル別運動、どっちを行えばいいの？と迷うかたもいるかもしれませんね。

毎日必ず行うべきなのは、最初の3つの運動です。そのうえで、「私はひざ裏がかたいかも」「がんばっても姿勢がよくならない」など気になることが出てきたら、ここで紹介したチェックテストをやってみて、自分に合う運動をとり入れましょう。

アオサギストレッチは、ひざ裏をのばす効果がとても高い運動です。ひざ裏がかたい人におすすめですが、こればかりをがんばりすぎると、ひざに負担がかかってしまいます。あくまで「壁ドン、壁ピタ、1・2・3」でひざ裏を中心に全身の筋肉を鍛えたうえで、パート3の運動にチャレンジしてくださいね。

チェックテストのポーズがおすすめ

本文中でも少し書きましたが、4つのチェックテストそのものが、改善のためのトレーニングになります。いくつも運動があるので「どれを追加しようかな」と迷ったら、チェック1～4のポーズがおすすめです。自分の体の状態を確認できますし、むずかしくないのもいいですよね。体が少しやわらかくなったら、別の運動にトライしましょう。

PART 4

ひざ裏のばしで変わった！私たちの復活物語

壁ドン、壁ピタ、1・2・3体操で
人生を変えた人たちの
お話です

40代後半、肩こり、うつぎみ女子が壁ドン、壁ピタ、1・2・3で人生を変える物語

澤田 薫さん（仮名・48歳）

さわだかおる
プロフィール
家族：夫・哲也（50歳）
長女・茜（高2）
長男・陸（中3）
仕事：スーパーのレジ係
体調：若いころから便秘がちで、肩こりや腰痛もある。最近は冷えと足のむくみにも悩まされている。

油断しきった自分の姿は、母そっくりの「おばさん」

パートで働くスーパーの、3番レジが嫌いだった。

レジの向こうの壁にはなぜか鏡がついていて、薫がレジ作業の合間に横を見ると、鏡に自分の立ち姿が映るのだ。

肩から背中が丸まっていて、首が少し前に出ている。

「お母さんみたい」と薫はいつも思う。油断しきった自分の姿は、72歳になる母にそっくりだ。いや、いまの母ではなく、40代・50代のころの母の記憶に重なるのだろう。

薫は身長154センチ、体重55キロ。ここ10年ほど体重はあまり変わらないのに、なんとなく太ってきたように感じるのは、「おばさん体形」になったからだ。肩や背中に肉がつき、おなかまわりが丸太のようだ。レジ向こうの鏡を意識して、背中をそらせてみた。背すじがのびれば、少しは若々しく見える……ような気がする。

「まだ大丈夫。まだお母さんほどじゃない！」

でも、知っている。次にまた鏡を見ると、そこにいるのは猫背の自分。母みたいな私。

肩こり、頭痛、疲労感。イラだちを子どもにぶつけてしまう

「きょうもスーパーのおそうざい？」

食卓に並んだコロッケとメンチカツを見ながら、茜が小声で文句を言う。高2の茜は、文化部だから帰宅が早い。中3の陸は先月部活を引退したが、塾に通い始めたのでまだ帰らない。夫は残業。きょうも夕食は茜と2人だった。

「文句言うなら自分で作ってください」薫はピシャリと言った。

「きょうも6時間立ちっぱなしでクタクタなんだから。肩も腰も痛くなっちゃって、腕が上が

らないのよ。もう勘弁してほしいわ」

「……ごめんなさい」茜は無言でコロッケを口に運び始めた。

パートを始めたのは1年前のことだ。陸が中学生になったころから、何か仕事をしたいと思っていたのに、おっくうで先延ばしにしていた。昨年、茜が第一志望の公立高校に落ち、私立に進学したことで「学費のために働かなくちゃ」と思えたのは、いいきっかけだったと思っている。

でも、茜は気にしている。「ママに負担をかけてしまった」と。

それを知っていて、いやみな言い方をするのはひきょうだと自分でも思う。しかも茜の言うとおり、おそうざいはもう3日連続だ。肩こりと疲労感で、料理する気力も失せていた。

2人きりの食卓に沈黙が降りているところに、塾から帰ってきた陸の声が響いた。

「えー？　またスーパーのおそうざいかよ？」

陸は何の遠慮もなく大声で文句を言う。茜が陸に目くばせするが、もう遅い。薫は頭がカーッと熱くなってどなりつけた。

「いやなら食べなくていいよ！　それより何？　この前の模擬試験の結果は。何のために高い塾代を払っているのよ。もし公立に入れなかったらママ死んじゃうかもしれないわ！」

言いすぎた、と思ったときには遅かった。茜は無言でテーブルを離れ、陸は口にコロッケとメンチを詰め込んで部屋から逃げていった。

薫は、心臓がバクバク脈打つのを感じていた。大事なわが子を、なぜこんなふうに傷つけなくてはいけないのか。肩に激痛が走る。頭も痛い。立ち上がるとよろめいた。

夫は残業できょうも遅い。夫も、こんな私には会いたくないのかもしれない。

食器棚のガラスに映る自分の姿は、やっぱり母に似ていた。猫背の母に。私が国立大学に落ちたとき「子育てに失敗した」と泣きわめいた母に。茜が公立高校を落ちたとき「私の気持ちがわかったでしょ」と笑った母に。

薫はギュッと目をつぶって背すじをのばした。私は母じゃない。猫背じゃない。

坂の向こうのクリニックには、神様がいるって本当?

「澤田さんって四十肩かね?」

休憩室でいきなり話しかけてきたのは、ベテランレジ係の松尾さんだ。よくしゃべる元気な女性で、年のころは60歳くらい。客と話しすぎてレジが滞ることで知られている。客もわかっていて、松尾さんのレジをあからさまに避ける人もいる。逆に松尾さん目当てで来る客もいるから、店長も何も言わない。

そんな松尾さんが、肩をもんでばかりいる薫の様子に気づいていたようだ。

「坂の向こうの『かわむらクリニック』知っとる? いつも買い物に来るおばあちゃん、そこで治療したら、曲がった腰がのびて生き返ったんだって。『あの先生は神様じゃけん』って言うちょってねぇ。ほなら、ちょっとばかし拝んでみようかと思って私も行ってみたのよ。そしたらヨガ教室に誘われて、やってみたら腰痛がようなってねー。澤田さんも行ってみぃ！」

肩こりで病院？　ってか病院でヨガ？　そもそも松尾さんはなんでクリニックの宣伝してるの？　と思いつつ、薫は少し興味をもった。この肩こりや腰痛を診てくれるなら、一度くらい行ってもいいかもしれない。文字どおり重い腰を上げて、夏の日ざしの中を自転車で15分のクリニックに行ってみることにした。

「神様」は言った。ひざ裏をのばせばすべて解決する！

「はじめまして。院長の川村明です。きょうはどうされました？」

ニコニコとあいさつする川村院長を見て、薫はホッとした。こわい先生じゃなさそう。

しかも診察は、驚くほどていねいだった。血圧をはかるだけでなく、舌や目や脈も診てくれる。胸をたたいたり、首をさわったり、ベッドで横になると、おなかや背中、ふくらはぎにもふれる。漢方の病院みたいだ、と思った。症状についてもくわしく聞いてくれたので、薫は腰痛、肩こり、頭痛、冷え性、便秘などの悩みだけでなく、家族の話もつい口にした。

「下の子は受験生なんですけど、勉強してるんだか、してないんだか……。この前も言い合いになってしまって……」と薫が言うと、院長は深くうなずいた。

「あーー、わかりますよ。私なんて心配しすぎて、うつっぽくなったときもあったんですよ。そのときは腰痛もひどかったから、澤田さんのお気持ちはわかりますよ、はい」

こんなに明るい先生が？　と思いながらも薫は親近感をもった。ひと通り診察が終わったところで、院長は薫の状態をていねいに説明してくれた。

「澤田さんは、血圧が高いですね。足もむくんでいました。塩辛いものはお好きですか？」

「そうでもないんですけど……スーパーでパートをしているので、おそうざいを買って食べることがけっこうあります。そのせいで塩分がふえたのかもしれませんね」

「夜は眠れますか？」

「眠れますけど……朝はいつも眠くて起きられません。週の初めとかは特に」

「それは、血圧とストレスのせいかもしれませんね。あと、肩甲骨、ふくらはぎ、ひざの裏側がかたいようです。そのせいで猫背になっているんです。これが不調の原因かな」

薫はドキッとした。「猫背はよくないんですか？」

「猫背になると、呼吸が浅くなって血行が悪くなり、エネルギーがわきません。血流が滞ると冷え性にもなるし、気持ちも暗くなります。姿勢が悪いと、肩こりや腰痛の原因にもなります」

やっぱりそうだ。猫背のせいだったんだ。不調も、マイナス思考も。

「猫背、治せますか?」と薫は真剣な目で院長に聞いた。院長は、にっこり笑ってこう言った。「もちろんです。まずはひざ裏のばしから始めましょう!」

壁ドン。両腕の間にだれを思い浮かべたらいいんだろう

ひざ裏のばし……なんで猫背を治すのにひざ裏なのかはよくわからないが、「1日3分あればできる体操です」と川村院長から「処方箋」のような紙が手渡された。

壁ドンストレッチ、壁ピタドローイン、1・2・3体操と書かれている。

「じゃ、いっしょにやってみましょう」と院長は診療室の壁に両手をついた。これが壁ドンか。両手を壁について、5回押し、5秒さらに押す。「両手の間に、初恋の人の顔を思い浮かべてくださいね」と院長が言う。え? 顔に似合わずロマンチストなんだ、この先生。

でも……初恋ってだれだったっけ? あ、中1のとき同じクラスだった桑原くん? いや、幼なじみのヤッチャンかな? どんな顔だったっけ? 壁を押しながら薫は笑いをこらえた。

壁から離れると、ふっと体がラクになったのを感じた。「腰が……ラクになった」と薫が言うと、院長もうれしそうにこう言った。

「はい! 顔色がよくなって、ほおがピンク色になりましたよ。笑顔もいいですね!」

薫は驚いた。たった5秒、壁を押しただけなのに、心まで軽くなったみたいだった。つづいて、

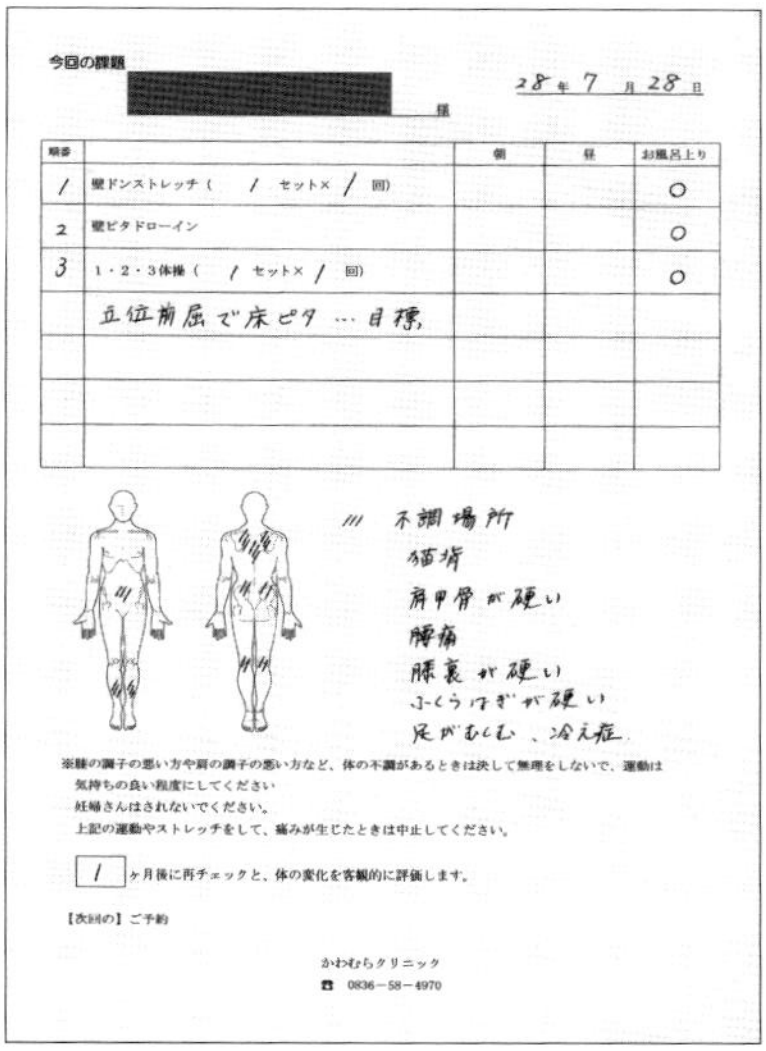

今回の課題

[redacted] 様

28年 7月 28日

順番		朝	昼	お風呂上り
1	壁ドンストレッチ（ 1 セット× 1 回）			○
2	壁ピタドローイン			○
3	1・2・3体操（ 1 セット× 1 回）			○
	立位前屈で床ピタ …目標			

※腰の調子の悪い方や肩の調子の悪い方など、体の不調があるときは決して無理をしないで、運動は気持ちの良い程度にしてください
妊婦さんはされないでください。

上記の運動やストレッチをして、痛みが生じたときは中止してください。

1 ヶ月後に再チェックと、体の変化を客観的に評価します。

【次回の】ご予約

かわむらクリニック
☎ 0836－58－4970

壁ピタ、1・2・3体操を院長といっしょにやってみた。

「先生、腰と肩がすごくラクになりました。頭もスッキリした気がします」

「よかった！　じゃ、これを毎日つづけてください。お風呂上がりに1日1セットで大丈夫です。

1カ月後の目標は、立位前屈で床に手がつくことです」

立位前屈って……両足をそろえて立ったまま、床に手をつけるってこと？

「まさか、できるはずありませんよ。私、人生で床に手がついたこと一度もないんですから」

実際、床と指先の距離は20センチ以上ある。にもかかわらず、院長はまったく動じない。

「80歳のおばあちゃんだってできるんですから、48歳の澤田さんにできないはずありません。

ひざ裏をのばせば、必ずできるようになります。1カ月後、また来てくださいね！」

壁ピタ。息子の体幹について初めて知った夜

とりあえず、やるしかない。簡単な体操だし、お風呂上がりに毎日3分やるだけならなんとかつづくかもしれない、と薫は考えた。

3つの体操の中で、むずかしかったのは壁ピタだった。壁の前に立ち、かかとと背中を壁につけるだけで薫は「こわい」と感じた。前のめりに倒れそうな気がするのだ。しかも、胸を大きく開こうとすると不安な気持ちになる。川村院長に「心が不安定なときには猫背になりがちなんですよ」と言われたのを思い出した。そうなのかもしれない。

そこに「ママ、何やってんの?」と、やってきたのは茜だった。「何? 全然できてないじゃん、ウケるー」と笑われた。悔しかったので「じゃ、自分でやってみなよ」と茜にもやらせてみたら、なんと茜もできなかった。

「茜、もっと腰を壁に近づけて。だめだめ、壁と腰の間ににぎりこぶしが入るよ!」

「ママ、これきついよ。腰が壁にくっつくって、ありえないし〜!」と茜が悲鳴を上げる。

キャーキャー言いながら壁に背中をつけている女子2人が気になったのか、陸も部屋から出てきた。「何? 体幹トレーニング?」と陸も興味を示した。陸は名前の字と同じ、陸上部だ。「体幹」という言葉が自然に出てきたことに、薫は驚いた。

さらに陸は、「オレ、できると思うけど」と言って壁に背中をつけた。ピタリ。後頭部、背中、腰、かかとがほぼ一直線になった。「陸、すごい、まっすぐだよ！」茜が驚いて声を上げた。

「母ちゃんも姉ちゃんも、体幹がゆるいんだよ。ふだんからおなかと太ももをしっかり締めて鍛えないと、こういうのはできないもんなんだよ。オレも陸上始めたころは大変だったし」

へえ、そうなんだ。そんな話、薫は初めて聞いた。

「陸、がんばっていたんだね。見直したよ」薫は久しぶりに息子をほめた。

最初の奇跡。立位前屈で床に両手がピタ！

薫は1カ月、毎日3つの体操をつづけた。風呂上がりに3分間ではあったけれど、体がのびる感覚は気持ちよかった。陸の言うように、日常的におなかと太ももを締めることも心がけた。

体調の変化はあった。便秘が改善したのだ。壁ドンをすると腸が動くような気がしたから、朝にもときどきやった。腰痛も改善してきた。

3つの運動の中で、薫は1・2・3体操が好きだった。深い呼吸を意識すると、頭がスッキリして気分がよくなった。初診のとき川村院長に「澤田さんは呼吸が浅いですね」と言われたのだが、それも少し改善したようだ。

お盆明け、薫はかわむらクリニックを訪れた。院長は「じゃあ、立位前屈、やってみましょうか」と言った。ドキドキしながらも薫は床に手をのばした。

「届いた！」指先だけでなく、手のひらもちゃんと床についたのだ。たった1カ月で、うそのようだった。院長は満面の笑みを薫に向けた。

「がんばりましたね、澤田さん。1カ月前に比べて、下半身がしっかりしてきました。体幹が強くなってきているんですね。足のむくみも解消しています。すばらしいです」

薫は突然、胸がいっぱいになった。「がんばりましたね」「すばらしいです」。そんなふうにだれかにほめてもらえたのは、いったいいつ以来だろう。

「私、がんばってないですよ。1日3分しかやっていないんですから……」と、薫はうつむいて言った。泣きそうになっていることを悟られたくなかった。院長はこう言った。

「1日3分でも、1カ月つづけられたことに価値があるんです」

薫のほおに涙がつたった。

次の課題は開脚前屈？ そんなのムリ！

しかし、次の宿題はもっと難題だった。2カ月後の目標は開脚前屈だという。「10月にまた来てくださいね！」と川村院長はにっこりと笑った。

開脚前屈とは、足を広げて上半身を床につけるポーズだ。そんなのムリに決まっている。しかも3つの体操をつづけるだけだ。それで本当に開脚前屈ができるようになるのだろうか。

「それがね、できるようになるのよ！」

と、目を輝かせて話すのは松尾さんだ。最近、薫は松尾さんと仲がいい。休憩時間にいっしょに壁ドンすることもある。でもその日、松尾さんはいきなりロッカー室の床に足を広げて座った。あっけにとられる薫をよそに、松尾さんは上半身をゆっくりと前に倒していったのだ。

えええええーーーーーー？？？？？

衝撃的だった。松尾さんの上半身が床にペタリとついているではないか。

薫は思わず、「松尾さん、私より年上ですよね？」と聞くと、松尾さんは平然と「そうよ、70歳よ」と言うではないか。

70歳？　またしても衝撃を受けた。肌つやや立ち姿は、とても70代には見えなかった。

「あらやだーー。同い年くらいかと思ってた？」と照れて松尾さんが大笑いした。

いや、さすがにそれはない。と薫は心の中でツッコミを入れた。

娘の決意。私も変わりたい、目標を見つけたい

「え？　あの松尾さん、70歳なの？」「しかも開脚が得意って、めっちゃウケるんですけど～」

夕食の席で大爆笑が起きた。近所のスーパーなので、松尾さんのことはみんな知っている。

「松尾さんの開脚、オレも見てみたいよ」夫の哲也も大笑いしている。

最近、家族みんなで夕食をとるようになった。塾帰りの陸と、残業帰りの夫がそろうのは夜8時半から9時なのだが、薫は「みんなで食べたい」と提案したのだ。夕食の時間が遅くなったこともあり、茜が準備を手伝ってくれることもふえた。

ある夜、夕食を作りながら茜がぽつりと言った。

「まだわからないんだけど、実は京都に行きたい大学があるんだよね」

初耳だった。甘えん坊の茜が、遠くで一人暮らしをするなんて思いもしなかった。でも……。

「一人暮らしするなら料理覚えなくちゃね。もっと手伝わせるよ」と薫は言った。茜は驚いて薫を見つめ、「マジ、よろしく！」とうれしそうに敬礼のポーズをしてみせた。

その翌日、薫は松尾さんに誘われて初めてヨガ教室に参加した。このクラスは「おばあちゃんクラス」と言われ、平均年齢80歳だという。

老人ホームの体操をイメージしていた薫だったが、参加してみて驚いた。壁ドン、壁ピタ、1・2・3体操だけでなく、アオサギストレッチや開脚前屈もみんなラクラクこなすのだ。そして最後に見たものは、薫に衝撃を与えた。

ブリッジだった。「錦帯橋」のようなブリッジがあっちでもこっちでも完成した。

70代・80代のおばあちゃんたちが、ブリッジをする。両手で体を逆さまに持ち上げている。できるんだ。何歳でもできるんだ。薫の心の内側で、何かがざわめいた。

「やってみたい」薫はつぶやき、川村院長を見た。「私にもできますか？」

「もちろん！」と院長は答えた。「でもその前に開脚前屈を成功させましょう。その先にブリッジがあります」

開脚前屈ができた！ 次の目標はいよいよブリッジ

10月の受診日の前日、薫は和室で開脚前屈にトライした。1週間前はまだ「ベター」まではいかなかったのだ。風呂上がりに十分ストレッチをしてから足を広げ、両手で足先をつかんだ。深く息を吸い、吐きながら上体を倒していく。頭が、いままでにないほど前方に倒れるのを実感した。ゆっくりゆっくり体を前に倒すと、おでこが床についた。

「……や、やった、やった！」薫は思わず声を上げた。できた。開脚ができた！

夕食の前に、薫は家族に開脚を披露した。茜も陸も大絶賛してくれた。夫の哲也はビールで乾杯したあとで、しみじみとこう言った。

「体がやわらかくなったのもすごいけどさ、ママ、最近よく笑うようになったよなぁ」

え？ そうなの？ ってか、前は笑っていなかったっけ？ 薫は驚いた。

「それに……なんか若くなったんじゃない？ オレも少しやせたほうがいいよなぁ」と哲也は

恥ずかしそうに自分のおなかを見つめた。その顔が無性にかわいく思えて、薫は吹き出した。今度、壁ドンのときに夫の顔をイメージしてあげようかな、なんて思った。

翌日、クリニックでも開脚前屈は成功した。川村院長は「この調子なら、3カ月後にはブリッジができますよ」と言い、ブリッジのやり方を説明してくれた。

ブリッジのやり方

1 両ひざを立てた状態であおむけになる。かかとはお尻に近づける。
2 両足は肩幅に開き、つま先は前方に向ける。
3 両手は指先を開いて耳の横に逆手でつき、ひじは天井に向ける。
4 息を吸いながら、両足と腰の力を使い、ゆっくり腰を持ち上げる。
5 両腕に力を入れて手のひらで床を押し、上体を持ち上げて、頭のてっぺんを床につける。
6 両腕と両足をぐっとのばし、上体を持ち上げる。首の力を抜いて5秒キープする。
7 息を吐きながら、頭、首、腰の順でゆっくりと床に戻す。

さっそく試してみたが、薫は4から5に進むことができなかった。院長は「ブリッジを成功させるために」と、新しい課題を出した。

一つは、肩甲骨をやわらかくする体操だ。「澤田さんは肩と肩甲骨がかたいので、ここをやわらかくしましょうね。1日に1回、両手を背中で握手させるようにがんばりましょう」

もう一つは腕立て伏せ。「両腕の力がないと体が持ち上がらないので、腕立て伏せを3日に1回の頻度でやってみましょう。無理をせず、1日10回でもいいですよ」

「やってみます」と薫は言った。何かをめざしてがんばるのは、本当に久しぶりだった。

息子の決意。私も決めた。もう背中は丸めない

腕立て伏せは、想像以上にきつかった。最初の数回でバテてしまう。それを見ていた陸が、「ひざをついてやってみれば?」とアドバイスしてくれた。最初のうちは無理せず、慣れてきたら負荷をかけていけばいいというのだ。なるほど。さすが体育会系。

11月の三者面談の直前、陸は茜が落ちた県立A高校を受験したいと言った。「正直、模試の結果はまだC判定だし、落ちたら父ちゃんや母ちゃんに迷惑かけちゃうけど……オレやっぱ、あそこの陸上部に入りたいんだ」

以前の薫だったら、絶対に反対したはずだ。そんな危険な橋は渡らせられないと。

でも「ブリッジができるようになりたい」と決意したいま、薫にはわかる。もしも陸が不合格になったとしても、それはそれでしかたがないことなのだ。2年前に涙をのんだ茜が次の目標

を見つけたように、陸もきっと次に進めるはずだ。落ちたからといって「子育てに失敗した」わけじゃない。人生には山も谷もある、それだけのことだ。

「大丈夫だよ。私、レジ打ちめっちゃ早くなったからね、稼ぎまくるよ！　そのかわり、老後はヨロシク」そう言って薫は、陸にVサインを送った。

もう私は猫背じゃない。3番レジもこわくない

年が明けた1月。薫はヨガ教室に参加し、ブリッジに挑戦することになった。

70代や80代の先輩がたにまじってひざを立てて横になった。薫はゆっくり息を吸った。まず腰を持ち上げ、両手に力を入れて背中を上げ、頭のてっぺんを床につける。よし。あとはこのまま頭を持ち上げるだけ……なのに、腕がなかなかのびない。体が重い。両腕に力を入れても頭が上がらない。やっぱり、無理かな。やっぱり私はだめなのかな。

と、体がふっと持ち上がった。川村院長が背中を少しだけ持ち上げてくれたのだ。

それだけで体が軽くなり、両腕がぐんとのびた。頭が床から離れたとたん……

見えた。院長の足元が、逆さまに見えた！

「できた！　できましたね、澤田さん」院長が拍手している。薫の背中から院長の手は離れていた。できた、できた、私、自分の両手と両足だけでブリッジできているんだ！

おばあちゃんたちの拍手が鳴り響いた。「おめでとう、澤田さん！」松尾さんなんて万歳までしてくれた。薫は逆さまのまま、顔を真っ赤にしながら涙をこらえた。

その日、薫は久しぶりに母に電話をした。相変わらず母の話はグチとマイナス思考ばかりだ。ひざが痛いのに家事をしなくちゃいけない、なのにお父さんは毎日家でゴロゴロしている、家事を手伝おうとするけれど、それはじゃまだ……。

終わりのない母のグチを聞きながら、薫は食器棚のガラスに映った自分の姿を見つめた。半年前に比べて、肩こりや腰痛はラクになったし、血圧も落ち着いた。便秘なんてもう遠い昔のことみたい。ウエストも少し細くなり、顔色もよくなった。それに……。

私はもう猫背じゃない。3番レジに立つのも、もうこわくない。

母のグチが一段落したところで、薫は言った。「ねえ、今度いっしょにヨガ教室に行かない？お父さんも誘って行こうよ。簡単だよ。私そこで、すごく元気になったんだよ」

案の定、母は「そんなことできるわけない」と、とり合わなかった。でも、薫は決めていた。何度でも誘おう。きっといつか母を連れていこう。夫や子どもたちが私の笑顔を喜んでくれたように、母の笑顔を、私が見たいのだ。

まだまだあります！ 私たちの復活物語

脳梗塞で倒れた夫と二人三脚で

南 洋子さん（56歳）

5年前、夫が脳梗塞で突然倒れました。高血圧が原因でした。なんとか一命をとりとめ、仕事にも復帰しましたが、本人は右手と口元の違和感がつらいと言います。医師には「ご家庭でリハビリを」と言われましたが、せいぜい公園を歩くくらい。顔を動かす運動をやろうとしても、長つづきしませんでした。

そんなとき、今度は私が五十肩になり、両手が上がらなくなりました。整形外科や整骨院を転々としたのですが、ちっともよくなりません。知人に鍼灸をすすめられ、インターネットで調べてめぐり合ったのが「かわむらクリニック」でした。

奥さまの庸子先生の鍼灸治療を受けて少しずつ改善したころ、「ヨガ教室にも来てみたら？」と誘われました。

ヨガの指導は院長先生がすると聞き、夫のリハビリになるのではと考えました。一般のヨガ教室とは違い、お医者さまの指導なら安心です。さっそく2人で通い始めました。

それから2年。いちばんうれしかったのは、夫の血圧が安定してきたことです。脳梗塞の再発がいちばんこわいですから。私の肩もすっかりよくなり、開脚も前屈もベターッとできるように。「50歳を過ぎたら夫婦で弱るのね」と思っていたのですが、まだまだがんばれます。

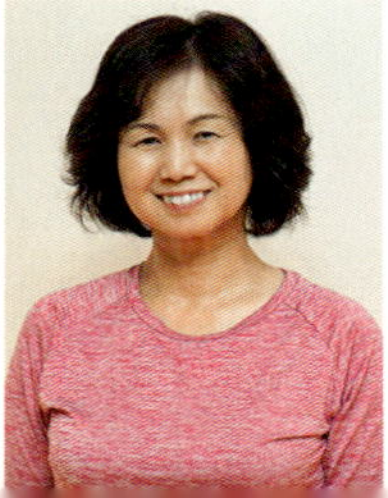

また走れる！ それが喜び

田尻和也さん（35歳）

20代からランニングが趣味でしたが、3年ほど前にひざと腰に痛みを感じ、しばらく走れなくなりました。たまたま知り合った川村先生に「ひざが痛くて走れない」と相談したところ、

ヨガ教室を紹介されました。「え？ ヨガって女性がやるものでしょ？」という程度の知識しかなく、ましてや痛みが消えるとは思いませんでした。せっかく誘っていただいたのに断っては申し訳ないと参加しましたが、教室の中でも体がいちばんかたく、みなさんの動きに全くついていけませんでした。

ところがその帰り道、本当に気持ちがよく、腰も軽くなった気がしました。家でも先生にすすめられた運動をいくつかこなしているうちに、走ってもひざがあまり痛くなくなったのです。半年ほどヨガをつづけるうちに、ひざの痛みを感じなくなり、長い距離も走れるようになりました。

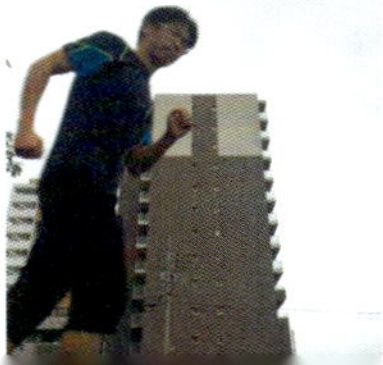

＼ 壁ドン！ ／

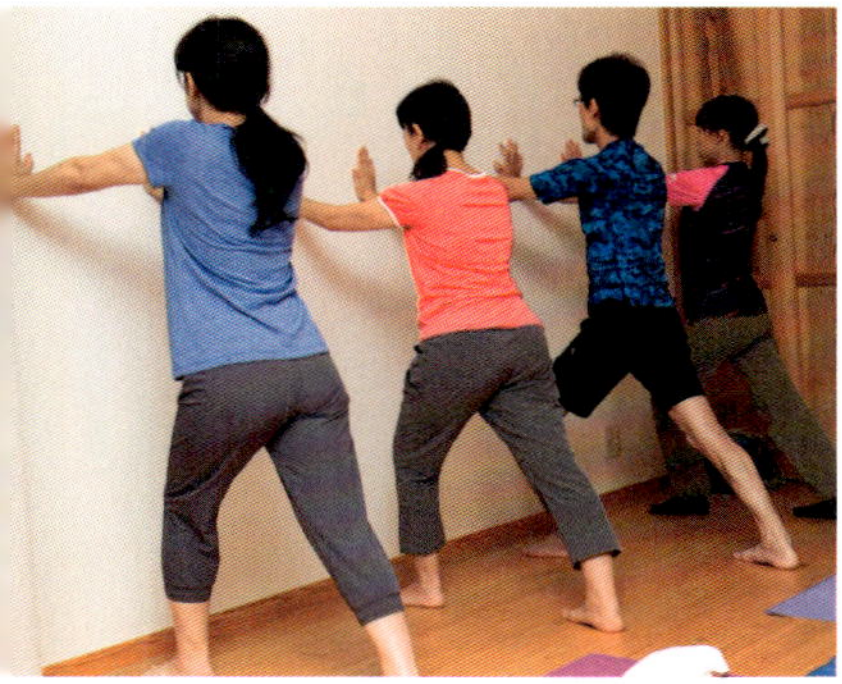

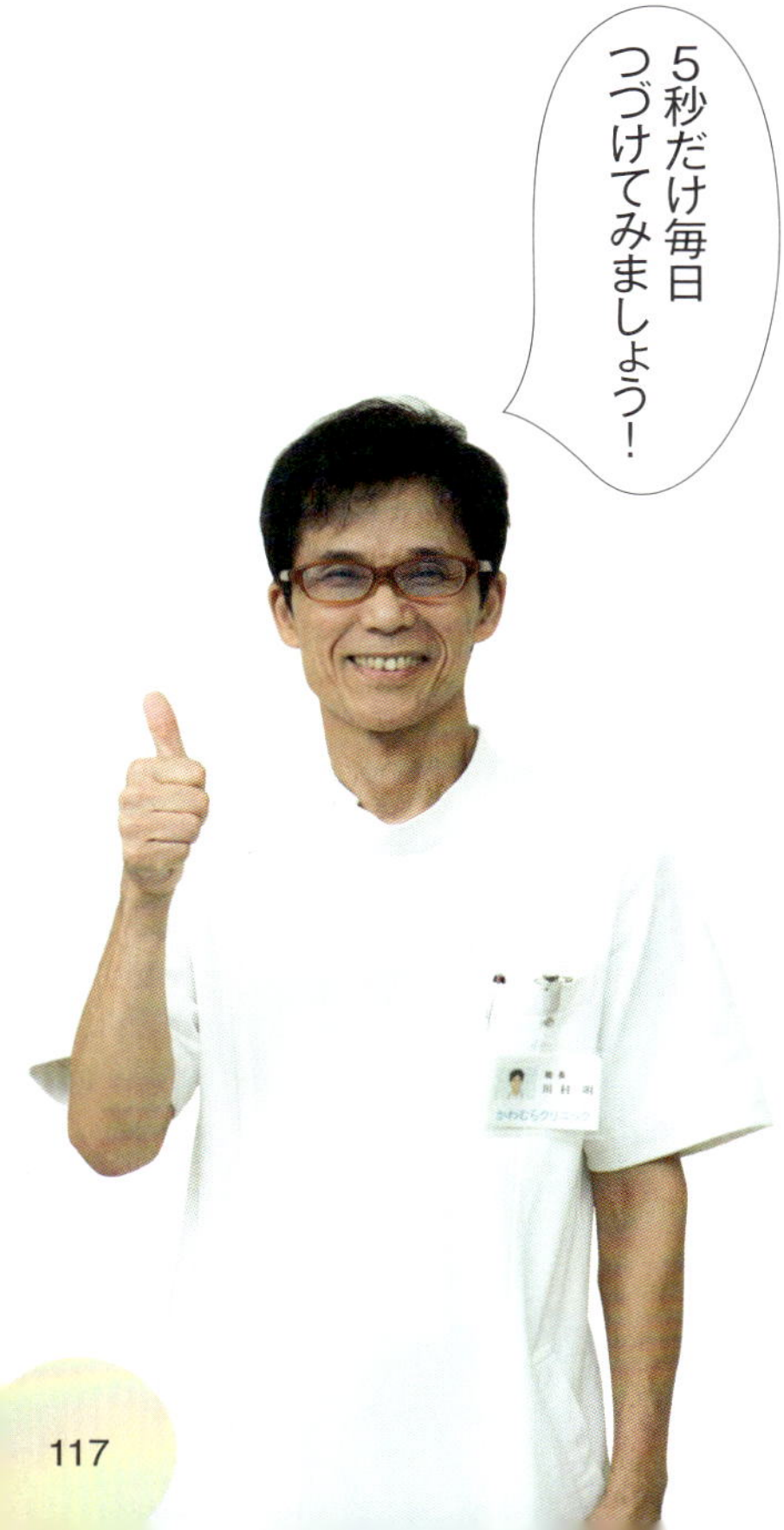

乳がん治療の不調が回復

Tさん（57歳）

6年前、右胸に乳がんが見つかり全摘手術を受けました。抗がん剤と放射線治療をくり返し、ホルモン剤を飲み、気がついたら副作用で体がボロボロになっていました。階段を上ることさえつらい状況だったのです。

ところが、川村先生のヨガ教室に通うようになり、1カ月くらいでスッスッと階段が上れるようになりました。体がやわらかくなるにつれて体調が回復し、深刻だった便秘も改善しました。

いちばんの収穫は「できる」という気持ちです。ヨガをしていると、最初は「そんなのムリ」と思うポーズでも、つづけると「できるかもしれない」に変わるのです。

病気になると「できない」ばかりがふえていきますが、「できる」を実感できたことが本当によかったと思います。それも、高齢のかたがどんどん目標をクリアする姿を見せてもらったからだと思います。

股関節痛を脱却しブリッジ完成！

矢田真弓さん（53歳）

4年ほど前、短期間でいきなり体重が15キロふえました。着られる洋服がなくなり、「やせなくちゃ」とウォーキングを始めたら、ものの数回で股関節を痛めてしまいました。ひざに水がたまり、足を動かすだけで股関節に激痛が走り、階段の上りおりもできない状態に。座れないし、立てない。肩こりもひどくなり、どんどん姿勢がゆがんできました。

そんなとき、たまたま娘のつき添いで「かわむらクリニッ

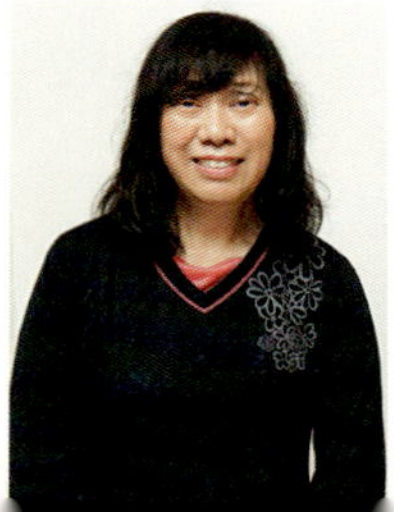

ク」を訪れました。壁に貼ってあったおばあちゃんたちのヨガの写真を見て「へえ、こんなことできるんだ」と驚き、試しに一度参加してみたのです。そのときは股関節が痛くて、ひざをつくこともできませんでした。でも、川村先生に「こうやってみましょうか」とこまかくアドバイスをいただき、少しずつ痛みが改善していきました。

体がどんどんやわらかくなり、いまでは「ブリッジの女王」などとほめてもらっています。

嫁と姑で楽しく壁ドンしてます

赤田尚子さん（62歳）
赤田智恵子さん（88歳）

私（尚子さん）は若いころに頚椎捻挫をしてから、右肩のこりやしびれ、右側の腰痛がありました。そのため、知らず知らずのうちに右肩が下がり、前かがみになっていたのです。運動するのもおっくうになり、体を動かすのは農作業と家事くらい。体重もふえて、冷え性も悪化しました。

そんなとき、義母（智恵子さん）が川村先生からヨガを習い始めました。腰が曲がり、歩くときに下ばかり向いていた義母でしたが、ヨガのおかげで前を向いて歩けるように。「足がむくむときにはアオサギストレッチがいい」と家でもストレッチをしている姿を見て、私も興味をもち、いっしょに通い始めました。1年もしないうちに体重が3キロ落ち、背すじがスッとのびました。コタツを抱えて過ごしていたほどの冷え性が、カイロ不要になりました。

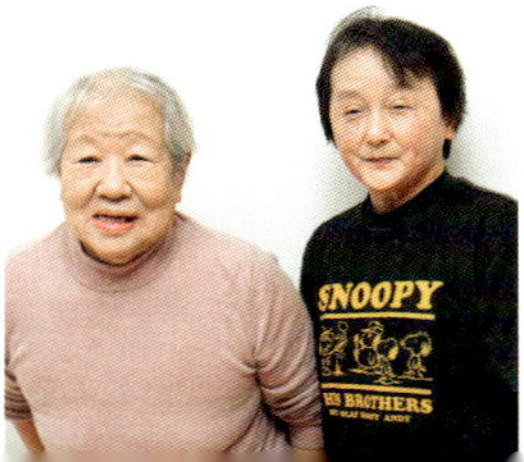

定年退職後の元気の維持に

河村美晴さん（65歳）

もともと体を動かすことが大好きで、会社員時代は仲間と登山やテニスを楽しんでいました。ところが、定年退職してからは機会もなくなり、一人でウォーキングする程度になってしまいました。

定年前は「朝はいつまでも寝ていよう」「何でも好きなことをしていいんだ」とワクワクしていたのですが、そんなのはすぐに飽きます。体力も落ちるし、人にも会わなくなる。自分から何かを始めなくては、引きこもりになってしまいます。

そこで始めたのが週1回の川村先生のヨガ教室。体がかたいのでクラスの劣等生ですが、元気いっぱいの先輩女子たちからパワーをいただいています。それに、ヨガで体を動かすと、その日はスッキリしてよく眠れるんです。サボりがちな家での運動も、もう少しまじめにがんばろうと思っています。

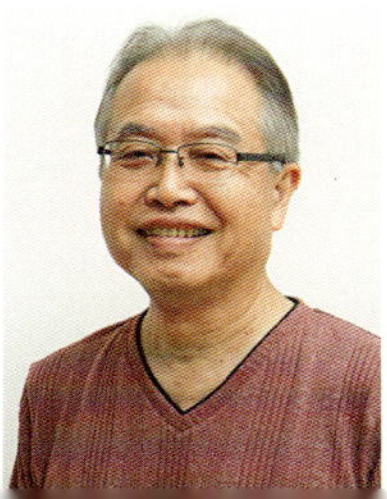

意識の高い指導に感激！

原 慶子さん（45歳）

ヨガに興味をもったのは、健康と美容のためでした（笑）。ヨガ教室はいろいろありますが、「かわむらクリニック」では医学的な理論も含めて指導していただけるのがすばらしいと思いました。筋肉のこと、内臓のこと、体幹の鍛え方など、素人にもわかるように説明してくださるので、どこにどう効いているのかがよくわかるのです。

1年半通ううちに、深い呼吸ができるようになったと感じます。血流もよくなり、代謝も上がりました。姿勢もよくなり、肌の調子もいままでとは違います。なにより川村先生の熱い指導に、前向きな気持ちがわいてくるのです。こんなすごい先生、見たことがありません！

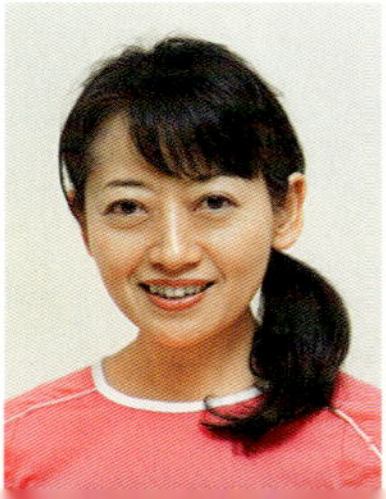

家事や犬の世話もスムーズ

城 淑子さん（84歳）

8年くらい前にひざの手術をして、樹脂を入れました。痛みはないのですが、歩くとなんとも言えない不自由さがあって、家事も思うようにならなくなりました。川村先生に相談してヨガを始め、毎日壁に手をついてひざの裏をのばすようにしています。しばらくすると、足がラクに上がるようになりました。歩くのもスムーズになり、手も上がりやすくなりましたね。

子どもたちは日中仕事に行っていますから、家で家事の手伝いができることがうれしいです。犬と遊ぶ時間も楽しみの一つです。

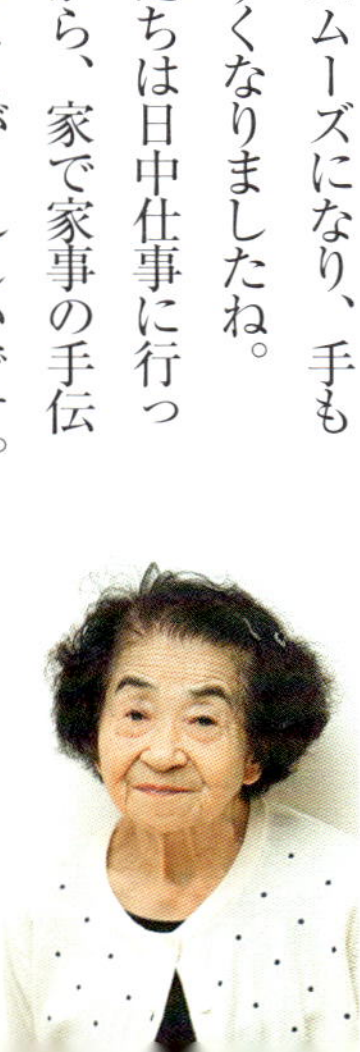

ゆがみのあった姿勢がまっすぐに

安倍順子さん（50歳）

40代になって、腰や肩、首に痛みが出がちでした。趣味はバレーボールで、体はよく動かしているつもりでしたが、アタックなどで体の右側ばかり使うせいか、体の左右バランスがくずれていたようです。たまたま学校のPTA向けの講演会で川村先生のお話を伺い、自分の体の弱点に気づきました。

ヨガを始めてまだ1年弱ですが、仕事の合間やお風呂上がりに壁ドンをしたり、アオサギストレッチをしています。夫とシーソーストレッチをすることもあります。

体のバランスがととのってきたのか、腰の痛みが改善しました。血流もよくなったようで、知り合いに「お肌のお手入れ変えたの？」と聞かれて驚きました。

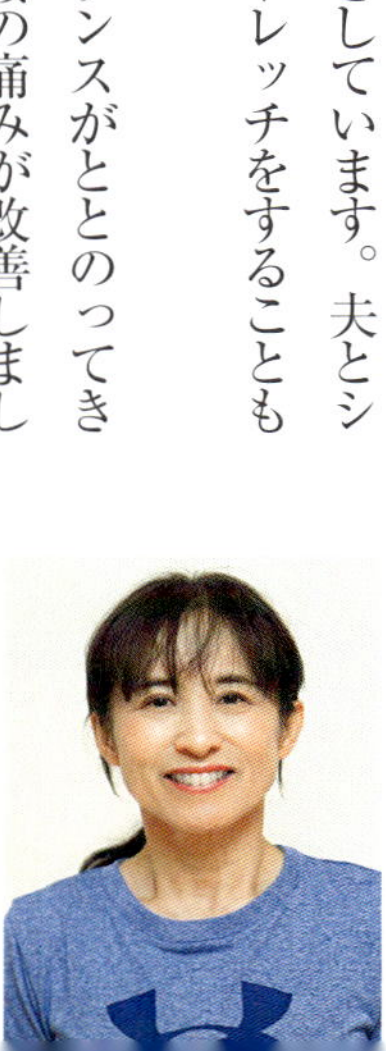

東洋医学を治療にとり入れる理由

体験談にもあるように、「かわむらクリニック」では東洋医学をとり入れた治療を実践しています。漢方薬を処方するだけでなく、鍼灸も行っています。鍼灸師の川村庸子さんに伺いました。


西洋医学と東洋医学では、病気や健康に関するとらえ方が少し違います。

東洋医学における「健康」は、体の中の気（生命エネルギー）、血（血液）、津液（体液やリンパ液）が頭の先からつま先まで、よどみなく流れている状態をさします。

川の流れをイメージしてみてください。

流れの途中で、水たまりがあったとしますね。そこの水はきれいでしょうか？　動きがない水は腐って、ボウフラがわいたりしますよね。

人間の体の中も同じです。気、血、津液がよどみなく流れていれば、それが流れ込む臓器もきれいです。流れが滞っていたら、そこで病気が生まれます。

西洋医学では、自律神経症状や、精神的な落ち込み、ホルモンバランスがくずれることによってあらわれる更年期障害、冷え性などは治療がむずかしいといわれますが、東洋医学や漢方、鍼灸で効果が見られることは多いものです。

鍼灸治療は、気、血、津液が不足しているところを補い、過剰になっているところを分散させたりして、バランスをとります。関連しているツボに刺激を加えて、気、血、津液がサラサラ流れるようにします。そうなれば、自然と症状が消えていきます。それは薬の力ではなく、ご自身の内面から改善しているということなのです。

気が停滞すると、うつぎみになります。気は血液といっしょにめぐると考えられていますから、血流をよくすると、停滞していた気も流れて改善されます。

また、治療中にはいろいろ話をお聞きします。それは、ため込んでしまいがちな気を、言葉の力で放出することが治療につながると考えるからです。

また、肌のつやなどから健康状態をおしはかり、どんなものを食べているか、味つけが濃いか薄いかなども尋ねます。年配のかたは、お肉などの動物性たんぱく質が少なくなったり、水分不足などで肌が乾いてかゆみがでたりするかたが多いです。

このように、東洋医学は人間そのものを全方向から見る医療です。西洋医学と上手に組み合わせることが大切だと私たちは考えています。

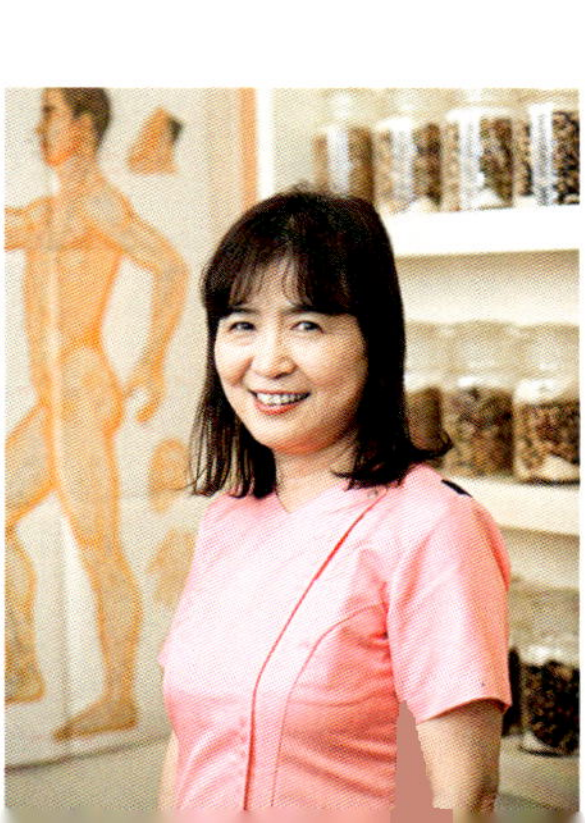

鍼灸師　川村庸子さん
神戸大学教育学部卒。兵庫鍼灸専門学校卒。川村明院長の妻。3人の子どもを育てる中で、頭痛、風邪、生理痛など薬に頼りぎみの西洋医学に疑問をもち、鍼灸の世界へ。かわむらクリニックにて、予約制で鍼灸治療を行う。

川村先生、教えて！ もっと知りたい「ひざ裏のばし」

Q　アンチエイジングAKヨガと一般のヨガの違いは？

A　一般のヨガより気軽に挑戦できます

アンチエイジングAKヨガは、主にひざ裏をやわらかくし、のばすことを目的としています。タオルやペットボトル、ティッシュなどの日常品を使い、運動不足のかたや高齢者のかたにも安全で簡単、継続できるようにプログラムされています。

一般のヨガについていけないかたでも、気軽に挑戦できるのが魅力です。

Q　体がかたくてもできますか？

A　ひざ裏をのばすとやわらかくなります

私の教室でも、ほとんどの人は体がとてもかたい状態でスタートします。それでも、壁ドン、壁ピタ、1・2・3体操をつづけることで、不思議なほどに体がやわらかくなるのです。ひざ裏がやわらかくなると、足の筋肉がのび、連鎖的に上半身ものびるのです。何歳であっても、体はのばすとやわらかくなります。

Q　ひざや腰が痛いのですが、ストレッチをしていいのでしょうか？

A　「気持ちいい」と思えれば大丈夫

ひざや腰が痛い人は、ひざ裏がかたく、曲がっていることが多いものです。痛いからと動かさなくなるとますますかたくなるので、ひざ裏を軽くのばす運動はつづけてください。それだけでひざの痛みや腰痛は軽くなります。

ただ、ひざに水がたまって痛い、腰痛がひどいというときには無理をしないことです。

Q 足がむくみますが、改善する方法は？

A ひざ裏をのばすことが近道です

足がむくむのは、ふくらはぎやひざ裏がかたくなっているときに起こりがちです。かたくなって曲がったひざ裏に、リンパ液や血液が滞るからです。足がむくんでいるときこそ、ひざ裏をゆっくりのばしましょう。壁ドンやアオサギストレッチがおすすめです。

Q ヨガで体重は減りますか？

A 代謝がよくなるので「やせた」と言われます

ヨガを始めて体重が2〜3キロ減る人は多いですが、体重が変わらなくても「やせたね」と言われるようです。その理由の一つは、体幹が鍛えられたことです。姿勢がよくなるため、見た目がスッキリして見えるのでしょう。また、運動で代謝が促されるので、体のむくみがとれます。腸の働きも改善するので、便秘が解消し、おなかまわりもスマートに。

ストレスも減るので「ムダ食い」をしなくなることも理由の一つ。心も体も健康になれば、不自然に太ることはありません。

Q 会議や試験でドキドキするのですが、何かいい方法はありますか？

A 呼吸で自律神経をととのえましょう

ドキドキするのは、自律神経の働きが乱れているからです。自律神経は人間の意思でコントロールできるものではありませんが、唯一可能なのは深い呼吸をくり返すことでバランスをととのえることです。吐く息で副交感神経の働きを高めて心身をリラックスさせ、吸う息で交感神経の働きを高めて緊張感をもたらします。おすすめは1・2・3体操です。ふだんからこの体操で深い呼吸をつづけていると、緊張したときにも自然に深呼吸ができるようになりますよ。

おわりに

「ヨガを始めると年をとらない。つづければ、若返る」

といわれています。

その仕組みを、アンチエイジングＡＫヨガで

ひざ裏をのばし、運動を継続した患者さまから学んできました。

この本に登場していただいたかたがたは、決して特別な人たちではありません。

私を信じて、運動を継続されたかたがたばかりです。

ヨガをつづけると、ヨガの神様から素敵なプレゼントが届きますよ！

といつも私は、みなさんにお伝えしています。

決して、私が神様なのではなく、

ただ、そのかたがたに、プレゼントが届いただけなのです。

私は、「運動は万能薬」ととらえていて、高血圧、糖尿病、脂質異常症などの患者さまにも、

1に運動
2に食事
3、4がなくて
5に薬

と指導させていただいています。

えー？　こんなちょっとした運動でそんなに効果があるの？　と思われるかもしれません。

しかし、事実なのです。

読んでいただければ、だれでも、何かしらご自分に当てはまることが見つかると思います。

ヨガは、〝心と体を結ぶ〟という意味です。

現代社会は、ストレス社会です。ご自分で心や体の不調に気づき、ご自身で改善することが大切です。

心の平安は、体の不調があればくずれやすく、また、体の不調が心の不安定を示すサインでもあります。

この本が、みなさんの心と体の安寧に役立つことができれば、この上ない幸せです。

2018年1月　　川村　明

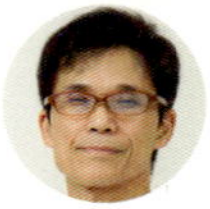

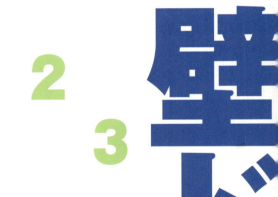

川村 明

●高知県生まれ、62歳。土佐高校、徳島大学医学部卒。医学博士、日本東洋医学会専門医、障がい者スポーツドクター、日本医師会健康スポーツドクター、J-YOGA公認インストラクター、宇部スポーツコミッション人材バンク登録。宇部東ロータリークラブ所属。

●34歳のとき、腰椎椎間板ヘルニアで手術を受け、それまでの外科医のキャリアを捨て、東洋医学と西洋医学の両方をとり入れた医療をめざして開業。55歳でヨガに出会うまで、絶え間ない腰の痛みや足のしびれに悩んでいたが、ヨガを始めて体がやわらかくなっていくにつれて、腰の痛みや足のしびれが消える。

●この経験を生かし、ヨガのインストラクターの資格をとり、「AKヨガ」を創設。若い人から高齢者まで幅広い年齢のかたたちに院内でヨガを教え、効果を上げている。最近はこのAKヨガが、介護予防運動や、職場の腰痛予防や心の健康対策などにもとり入れられている。

●この活動がテレビ番組にとり上げられて大反響となり、全国の悩みを抱えたかたから問い合わせが寄せられている。

5秒《びょう》ひざ裏《うら》のばしですべて解決《かいけつ》

壁ピタ

1 2 3

壁ドン

平成30年3月10日　第1刷発行

●本書の内容に関するお問い合わせ、また、印刷・製本など製造上の不良がございましたら、主婦の友社(電話03-5280-7537)にご連絡ください。
●主婦の友社が発行する書籍・ムックのご注文は、お近くの書店か主婦の友社コールセンター(電話0120-916-892)まで。
＊お問い合わせ受付時間
月～金(祝日を除く)9:30～17:30
主婦の友社ホームページ
http://www.shufunotomo.co.jp/

著者●川村《かわむら》明《あきら》
発行者●矢崎謙三
発行所●株式会社主婦の友社
〒101-8911
東京都千代田区神田駿河台2-9
電話03-5280-7537(編集)
03-5280-7551(販売)
印刷所●大日本印刷株式会社

ISBN978-4-07-428502-0